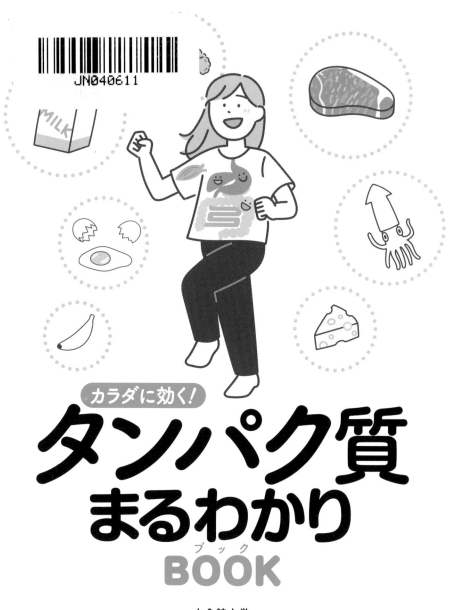

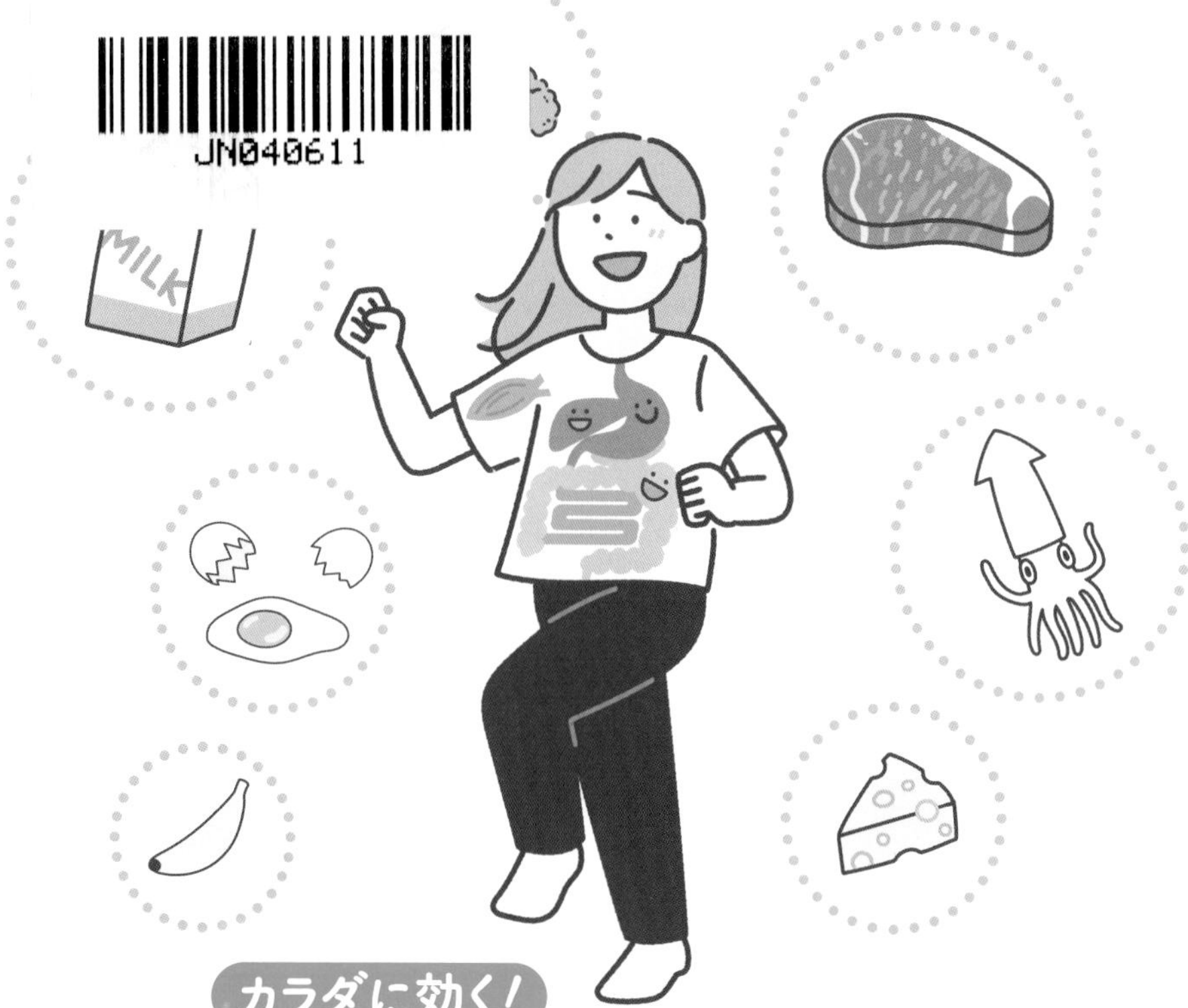

カラダに効く!

タンパク質まるわかりBOOK《ブック》

立命館大学
スポーツ健康科学部教授
藤田聡監修

Gakken

実はあなたも、タンパク質不足かもしれません

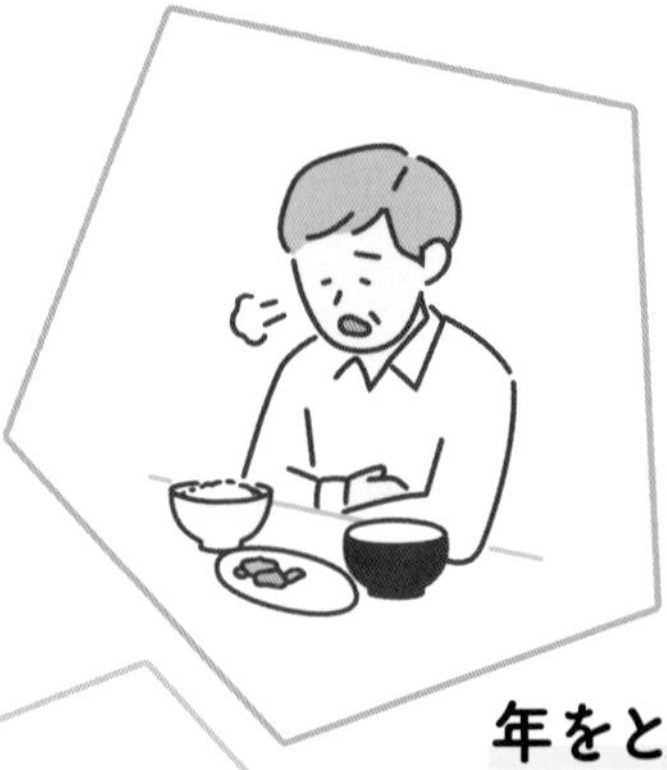

年をとって
食事の量が減った

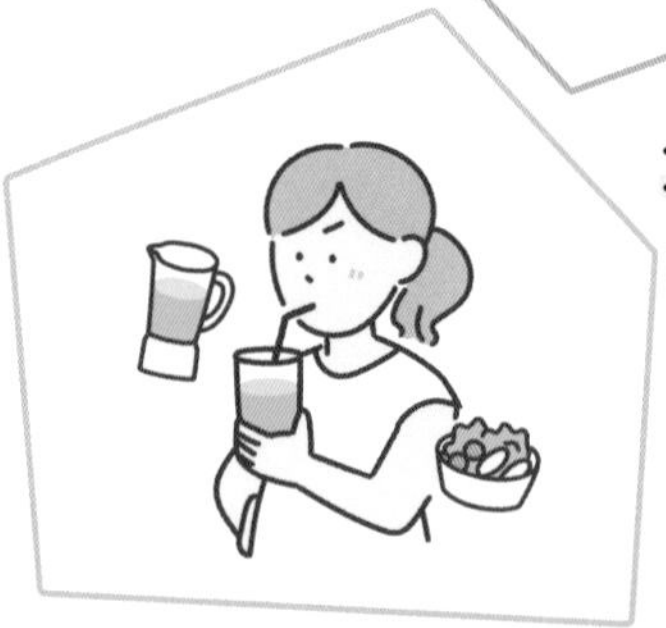

ダイエットをしているので
カロリー制限を
している

タンパク質は、糖質、脂質とともに3大栄養素の1つ。筋肉や血管、内臓、皮ふ、髪、爪などの体の大部分は、タンパク質でできています。タンパク質は私たちの体をつくる〝もと〟なのです。

にもかかわらず、現代人の多くはタンパク質が不足しています。厚生労働省の調査によると、**現在の日本人の1日あたりのタンパク質摂取量は1950年代とほぼ同じ**！　戦後の、今ほど食糧事情がよくない時代と同水準とは、ちょっと驚きですよね。

こんな生活をしていると
タンパク質が不足しているかも！

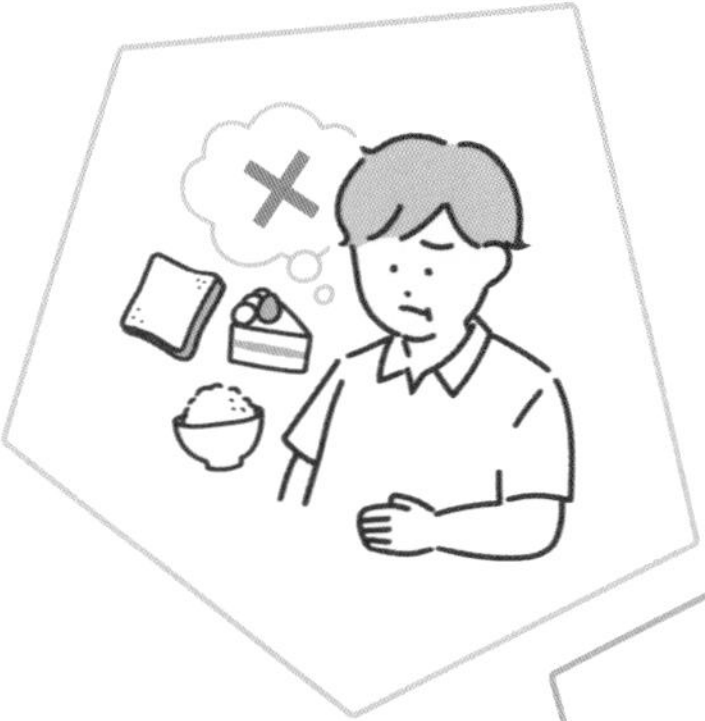

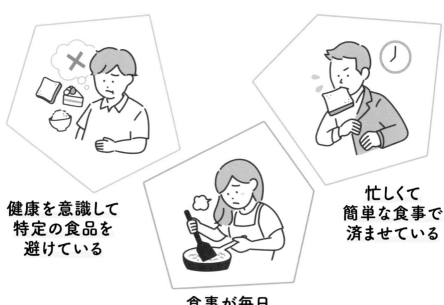

健康を意識して
特定の食品を
避けている

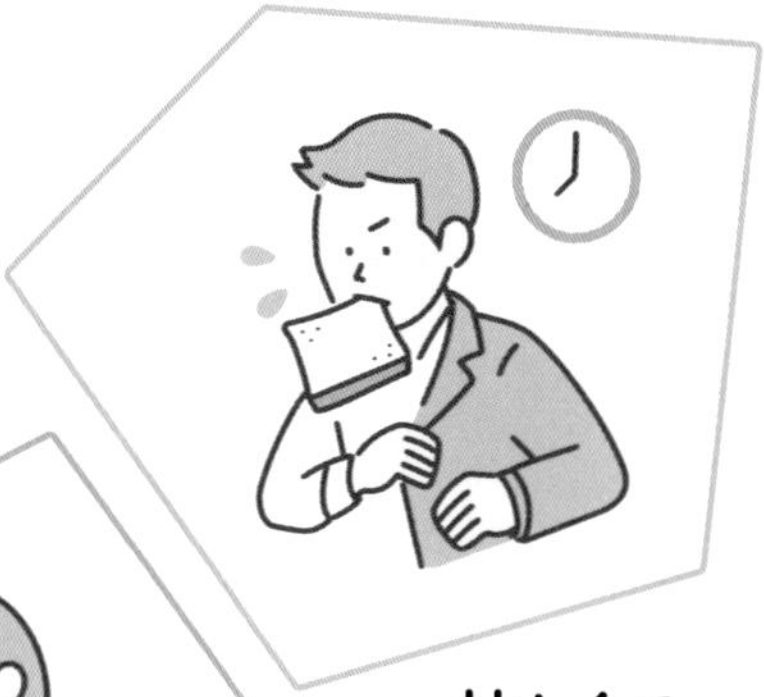

忙しくて
簡単な食事で
済ませている

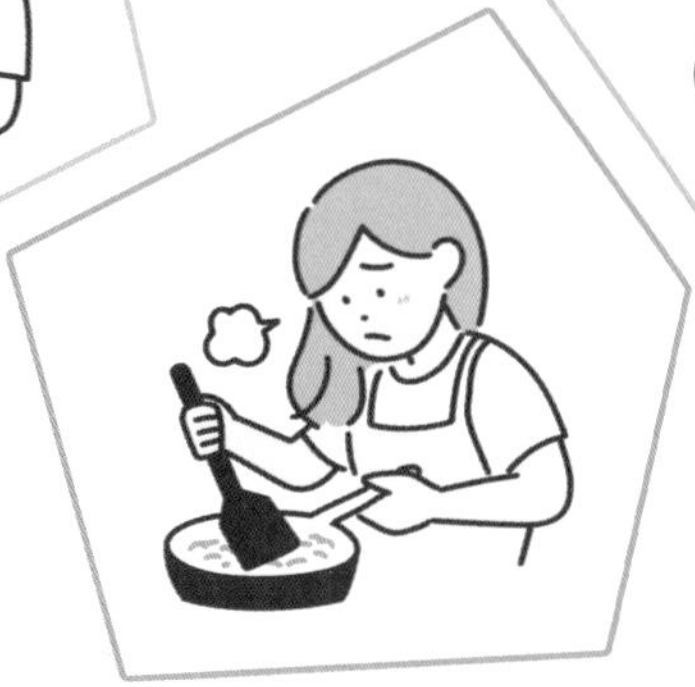

食事が毎日
同じものになってしまう

タンパク質不足はどの年代であっても注意が必要ですが、特に気をつけたいのが中高年のみなさんです。食事をおろそかにしたり、胃もたれやダイエットを理由に偏った食事をしている場合は、タンパク質が足りていない可能性大。タンパク質を十分に摂取できていないと筋肉量が落ち、さまざまな不調の原因にもなります。さらに、**年齢が上がるにつれて、若い頃と同じ量のタンパク質を摂っていても筋肉がつくられにくくなる**ことがわかっています。筋肉量の低下は立つ・歩くといった動作が困難になる「ロコモティブシンドローム」や、寝たきりのリスクを高めます。いつまでも元気に活動するためには、毎日の食事でしっかりとタンパク質を摂るようにしましょう。

朝食はタンパク質が不足しがち！筋肉量の低下リスクも

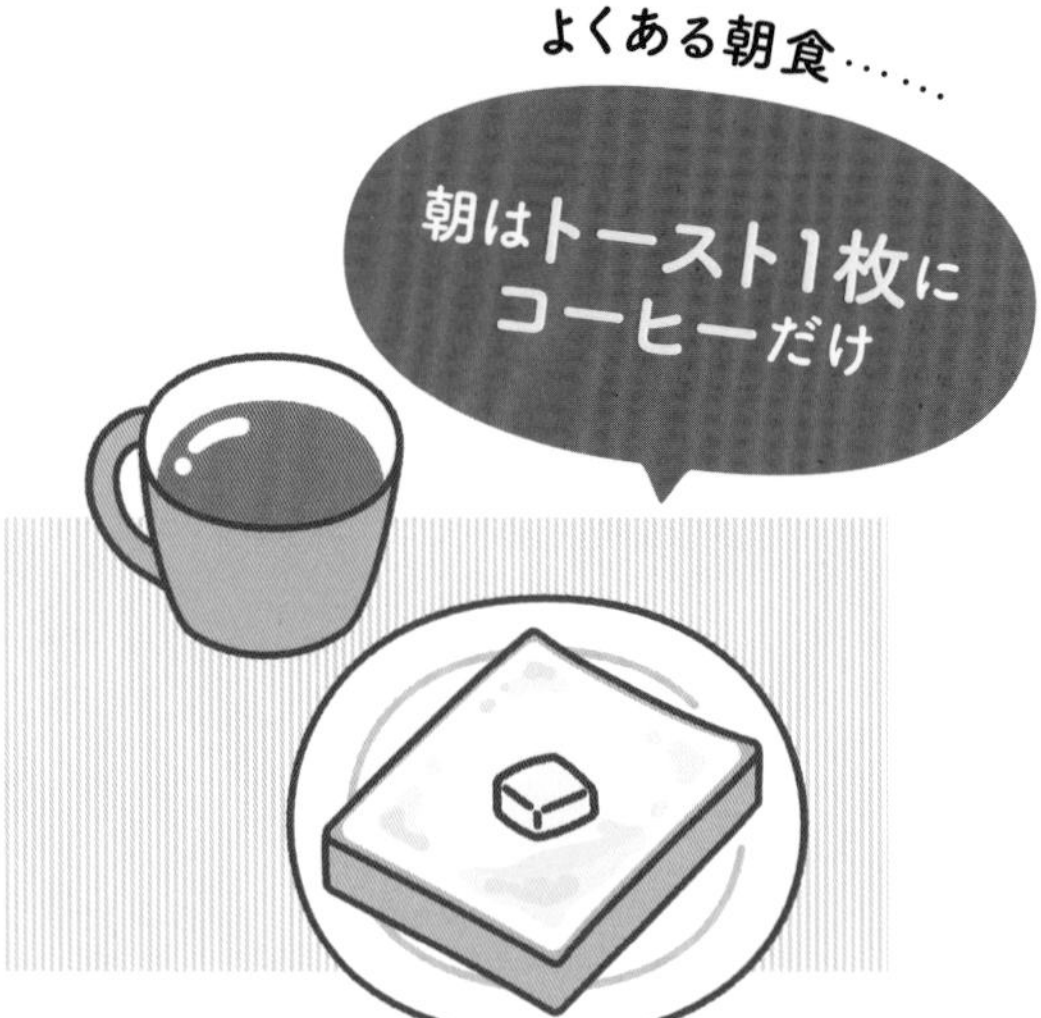
よくある朝食……
朝はトースト1枚にコーヒーだけ

朝食に必要なタンパク質量が
14.2gも不足してしまう！

（1食20gの場合）

人によって違いはありますが、1日に必要なタンパク質の量は、体重1kgあたり約0・9gといわれています（身体活動量が「普通」の場合。詳しくは28～29ページ）。つまり、体重が60kgの人なら、1日に少なくとも54gのタンパク質を摂ることが推奨されます。ただ、近年の研究から、**タンパク質は1日の合計量をクリアするだけでなく、朝・昼・夜の3食でバランスよく摂ることが大切**だとわかってきました。

「朝はトースト1枚にコーヒーだけ」

夕食でタンパク質をたくさん摂っても不足分は補えない……

○各食事のタンパク質摂取量

下は年齢、性別ごとに食事からのタンパク質摂取量を計算したグラフです。朝食の項目は全年代で必要量を摂れていません。

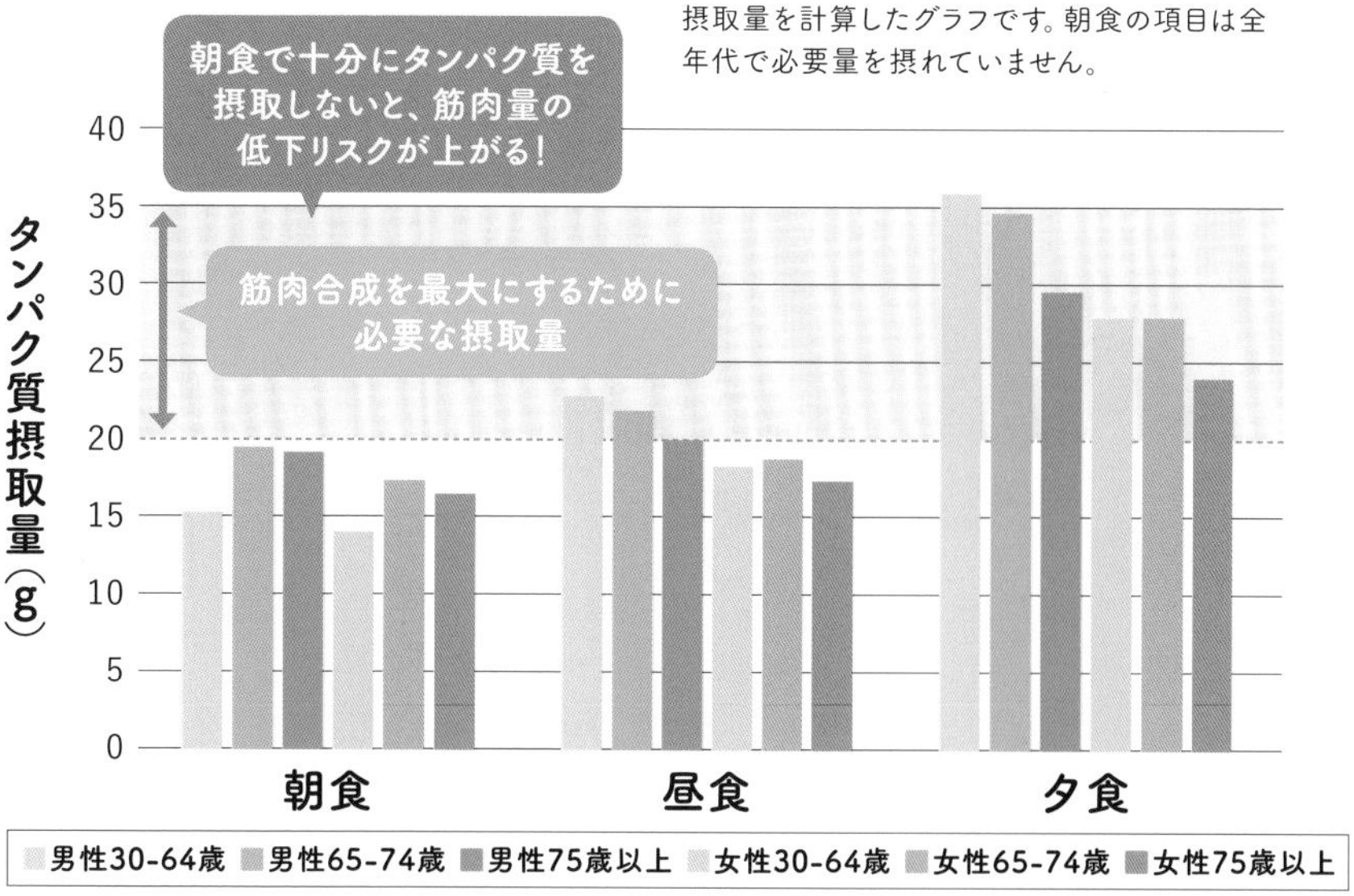

※近年では、各食事で約20～35gまたは0.40g/kg体重を摂取すると、最大の筋肉合成反応促進が示唆されている

出典：Ishikawa TK et al. Geriatr Gerontol Int.(2018) をもとに作成

「朝は食べないか、グリーンスムージーだけ」

そんな人は要注意。1日の合計量をクリアしていても、朝食のタンパク質摂取量が0g、昼食が10g、夕食が44gという具合に偏りがあった場合、筋肉量が減ってしまうリスクがあります。

また、筋肉は合成と分解をくり返しており、合成スイッチをオンにするには、タンパク質を一度に20g程度摂る必要があります。つまり、**筋肉量の維持のためにはタンパク質は毎食20g程度摂る**ことが大切なのですが、特に朝食で不足しがち。1日のはじまりこそ、タンパク質をしっかり摂るようにしましょう。タンパク質は腹持ちがよく、脂肪が燃焼しやすい状態をつくるというメリットもあります。

はタンパク質が必要不可欠！

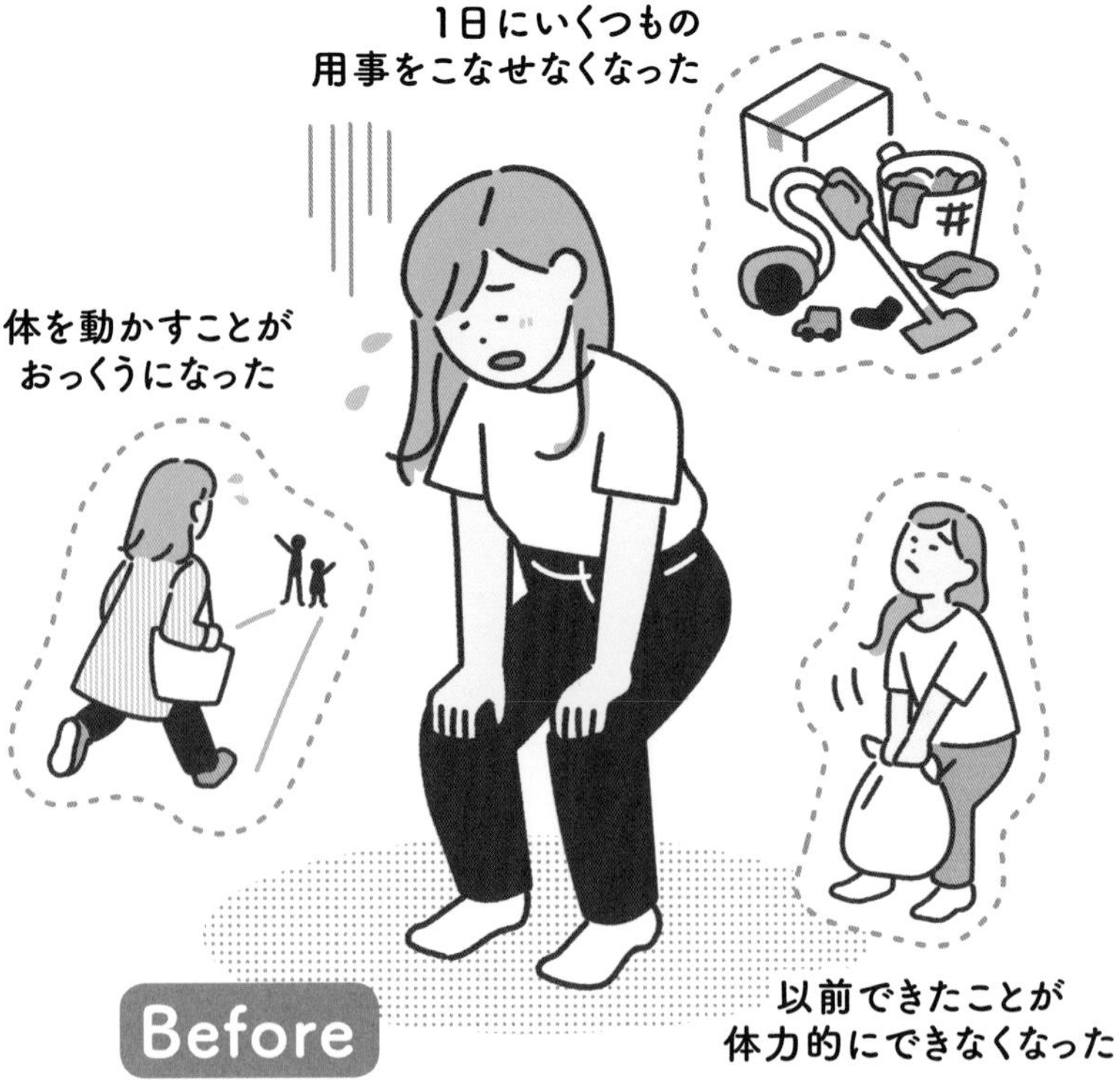
1日にいくつもの
用事をこなせなくなった
体を動かすことが
おっくうになった
以前できたことが
体力的にできなくなった
Before

タンパク質は近年、「筋肉をつくるのに欠かせない栄養素」として注目を集めています。その一方で、「アスリートでもない自分には筋肉なんて関係ない」「細く見せたいから筋肉はつけたくない」と思っている人も多いのではないでしょうか。

けれど、それは間違い。激しい運動をしない人にとっても、やせたい人にとっても、筋肉をつけることは重要です。なぜなら、**立つ・歩く・座るといった日常の動作をするときも、筋肉は常に使われている**からです。

前ページのグラフの通りほとんどの人はタンパク質の摂取が不足しています。**タンパク質が**

疲れない体をつくるために

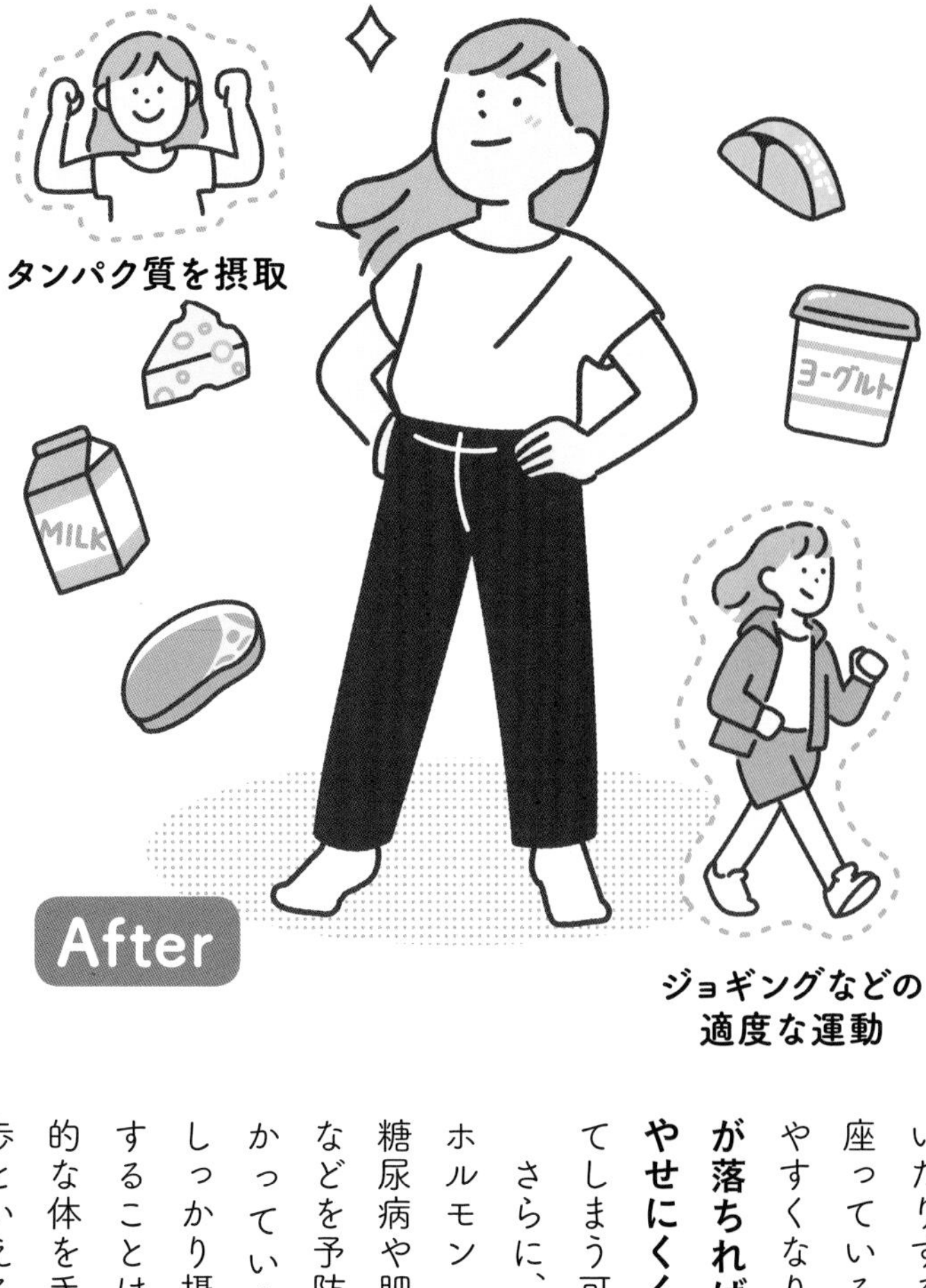
タンパク質を摂取
ヨーグルト
MILK
After
ジョギングなどの
適度な運動

足りないと筋肉量が減少し、体力も低下するため、立ったり歩いたりするのがおっくうになり、座っているだけでも疲れを感じやすくなります。また、**筋肉量が落ちれば基礎代謝量が落ち、やせにくく太りやすい体に**なってしまう可能性もあります。

さらに、筋肉から分泌されるホルモン「マイオカイン」には、糖尿病や肥満、動脈硬化、がんなどを予防する働きがあるとわかっています。タンパク質をしっかり摂取して筋肉量を維持することは、疲れにくく、健康的な体を手に入れるための第一歩といえるでしょう。

身近な不調はタンパク質で解決できる！

食事から摂取したタンパク質は体内でいったんアミノ酸に分解されてから、体のいたる所で働いています。**体の機能を調整するホルモンや、食べ物を分解する酵素、肌や骨に欠かせないコラーゲンなどもタンパク質**です。タンパク質は、私たちの体の組織のすべてに関わっているといっても過言ではありません。

しかし、だからこそ、**タンパク質が不足するとさまざまな不調となって現れます。**例えば、日本人女性の約20%が貧血に悩んでいるといわれますが、貧血の大半は「鉄欠乏性貧血」で、血液中の赤血球が少なくなることで起こります。赤血球の主要構成物は「ヘモグロビン」です。ヘモグロビンの名前の由来は「ヘム＋グロビン」で、ヘムは鉄、グロビンはタンパク質のこと。つまり、ヘモグロビンは鉄とタンパク質なのです。したがって、タンパク質が不足すると赤血球をつくれず、その結果として貧血になる可能性が考えられます。

このほか、免疫力の低下や肌あれなども、タンパク質の不足で引き起こされます。ここでは、タンパク質不足が一因と考えられるさまざまな不調と、不調を解消する方法について紹介します。ぜひ、毎日の健康維持に役立ててください！

身近な不調CASE 1　貧血

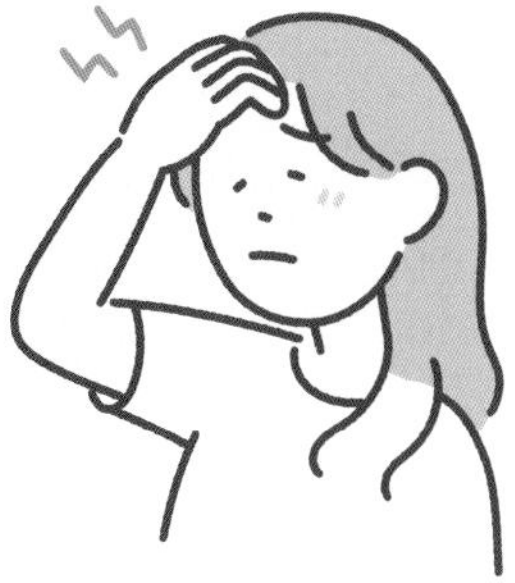

症状

- 顔色が悪く、めまいがする
- 疲れやすくなった
- 食欲がなくなった
- イライラする
- 動悸《どうき》や息切れがする

原因

貧血の大半は、血液中の赤血球が少なくなる「鉄欠乏性貧血」です。赤血球は酸素を体内の組織に運ぶ働きを担っており、貧血になると体内の組織が酸素不足に。その結果、疲労感、食欲減退、動悸・息切れなどさまざまな症状が現れます。

解決方法

赤血球の材料はタンパク質です。83ページで紹介しているタンパク質を豊富に含む食材を意識して食べましょう。

タンパク質と合わせて摂ろう！

貧血は鉄、ビタミンB12、葉酸などの不足が
原因で起こることもあります。
これらの栄養素も合わせて摂るといいでしょう。

効果のある食材

- タンパク質を多く含む肉、魚、卵、乳製品、大豆製品など
- ビタミンB12を多く含むかき、しじみ、あさり、鮭など
- 葉酸を多く含む緑黄色野菜

身近な不調CASE 2　肌のトラブル

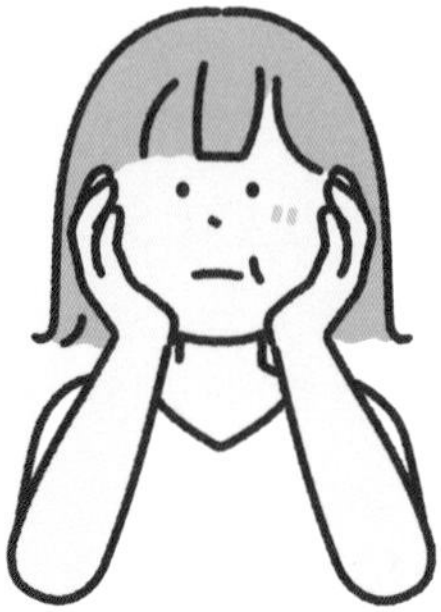

症状

- 肌のハリがなくなってきた
- 肌が乾燥する
- シミが気になる
- シワが増えてきた
- 肌がたるんできた

原因

肌のハリや弾力を生み出すコラーゲンやエラスチンはタンパク質で構成されています。そのため、タンパク質不足は、乾燥やシワ、たるみなど肌老化の一因に。肌トラブルの原因は、血行や代謝の不良、皮脂の過剰分泌などもあります。

解決方法

コラーゲン、エラスチンの材料となるタンパク質をしっかり摂りましょう。

タンパク質と合わせて摂ろう！

タンパク質からコラーゲンを生成する際には
ビタミンC、鉄も必要です。
一緒に摂取するようにしましょう。

効果のある食材

- 高タンパク・低脂質な鶏むね肉、ささみ、魚類、大豆製品など
- ビタミンCが豊富なブロッコリー、パプリカ、小松菜など
- 鉄が豊富なあさり、レバー、納豆、牛ひれ肉など

身近な不調CASE3 冷え性

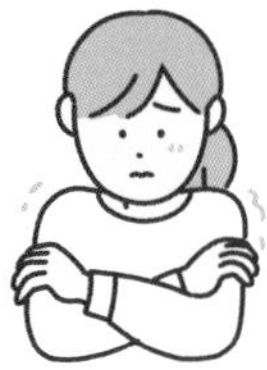

症状

- 手足が冷える
- 体が冷えると、なかなか温まらない

原因

冷え性のおもな原因は、自律神経の乱れ、筋肉量の低下などによる血行不良です。血液のめぐりが悪く、手足の先まで血液が届かないため、冷えが生じます。

解決方法

筋肉の材料となるタンパク質、血流をよくするビタミンE、体中に酸素を運ぶ鉄をしっかりと摂り、不足しないようにしましょう。そのうえで、血液のめぐりをよくする手っ取り早い方法である運動を取り入れて。適度な運動は自律神経の乱れを整え、筋肉量の維持・アップにも有効です。

効果のある食材

- 高タンパクでビタミンEも含む鮭やさば、さんま、うなぎなど
- 鉄を多く含むレバー、赤身の肉、貝類、海藻類など

身近な不調CASE4 髪のトラブル

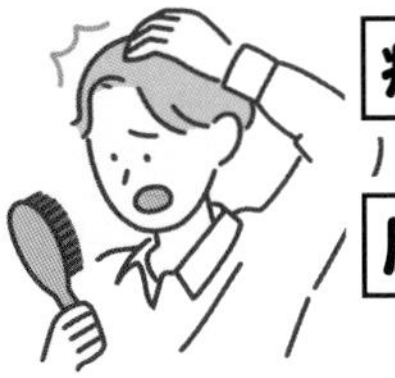

症状

- 抜け毛が気になる
- 髪のハリやコシ、ツヤが少なくなった

原因

髪の毛のおもな成分はケラチンというタンパク質です。タンパク質が不足すると抜け毛が増えたり、髪質が低下したりする可能性があります。

解決方法

タンパク質が不足すると、髪や爪などへの供給が後まわしになってしまいます。日頃からタンパク質が不足しないように積極的に摂るようにしましょう。ケラチンに必要な亜鉛、亜鉛の働きをサポートするビタミン類をしっかりと摂ることも大切です。

効果のある食材

- 高タンパク・低脂質の鶏むね肉、ささみ、魚類など
- 亜鉛を多く含むかき、レバーなど
- ビタミン類を多く含む緑黄色野菜、フルーツなど

身近な不調CASE 5　肩こり、腰痛

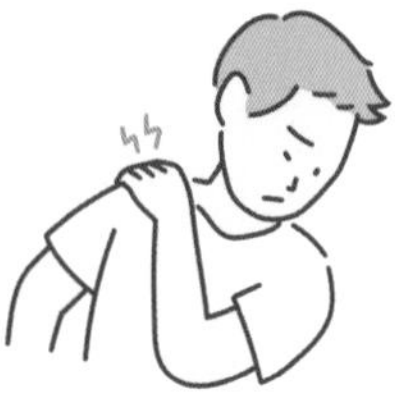

症状

- 肩がこる
- 腰が痛い

原因

タンパク質が不足すると筋肉量が減り、姿勢を維持するだけでも体に疲労がたまりやすくなります。その結果、肩こりや腰痛が生じている可能性があります。

解決方法

高タンパクな食材を摂取して、筋肉量の低下を防ぎましょう。血流の低下も肩こり・腰痛の原因なので、血流をスムーズにするビタミンE、筋肉の疲労を分解するビタミンB1の摂取もおすすめです。また、姿勢を保つために体幹の筋肉を丈夫にすることも重要です。

効果のある食材

- 高タンパクでビタミンEも含む鮭やさば、さんま、うなぎなど
- ビタミンB1が豊富なカシューナッツなど

身近な不調CASE 6　免疫力の低下

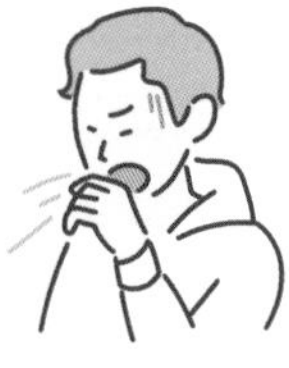

症状

- 風邪をひきやすくなった
- 風邪が長びきやすい

原因

体の免疫を担う免疫細胞や、異物専用の武器「抗体」の材料となっているのもタンパク質です。タンパク質不足により、免疫力が低下するおそれがあります。

解決方法

日頃から良質なタンパク質を摂取することが重要です。また、免疫細胞は腸に集中して存在しています。腸内環境をよくすることも、免疫力アップには欠かせません。抗酸化作用のあるビタミンCやビタミンE、β-カロテンなども免疫力を高める効果が期待できます。

効果のある食材

- タンパク質が豊富な大豆製品、乳製品、肉類など
- 腸内環境をよくするきのこ類、発酵食品など
- ビタミン類が豊富な緑黄色野菜、フルーツなど

身近な不調CASE 7　むくみ

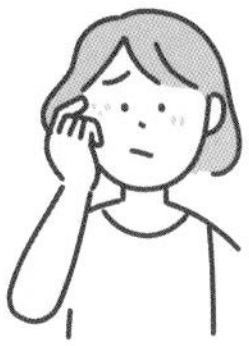

症状

●夕方になると足がむくんで靴がきつくなる

原因

ふくらはぎの筋肉が衰えると足の血液が心臓に戻りにくくなり、むくみを引き起こします。ほかに、冷えや塩分の摂りすぎなどもむくみの一因です。

解決方法

ふくらはぎの筋肉を鍛えると、むくみが改善されるだけでなく、冷えの改善や疲れにくい体づくりにも役立ちます。なお、がんばって筋肉を鍛えても、タンパク質が不足していると筋肉が減ってしまうので要注意。運動とタンパク質の摂取はセットで考えましょう。

効果のある食材

- 筋肉の合成スイッチを押す「ロイシン」を多く含む魚類など
- 体内の水分調整に関わるカリウムを多く含む、ほうれん草やバナナなど

身近な不調CASE 8　睡眠のトラブル

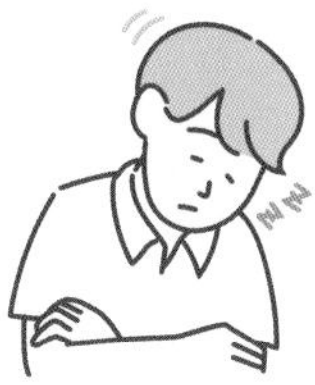

症状

●夜、なかなか寝つけない
●ぐっすり眠れない

原因

ストレス、睡眠時の環境など、眠れない原因はいろいろと考えられますが、グリシンやトリプトファンなどのアミノ酸の不足が関係していることもあります。

解決方法

グリシンやトリプトファンは、タンパク質を構成するアミノ酸で、これらを摂取すると、睡眠の質の向上が期待できます。トリプトファンは睡眠ホルモンの材料で、体内では合成できないので食事から摂取することが重要です。ほかに、適度な運動や規則正しい生活も、快眠につながります。

効果のある食材

- グリシンを多く含むえび、ほたて、かに、いかなど
- トリプトファンを多く含むバナナ、チーズ、そば、乳製品など

体だけじゃない！タンパク質は心の不調も改善

タンパク質は「神経伝達物質」という脳内の物質とも深く関わっているのをご存じでしょうか。神経伝達物質とは、ヒトの脳内で情報の運搬役を担う化学物質のこと。代表的なものに、やる気や幸せな気分をもたらす「ドーパミン」、驚きや興奮を感じさせる「ノルアドレナリン」、心を落ち着かせる「セロトニン」などがあります。

うつ病が起きるメカニズムはまだ解明されていませんが、ドーパミン、ノルアドレナリン、セロトニンの不足が一因ともいわれています。この3つの神経伝達物質はそれぞれ、フェニルアラニンやトリプトファンなどの必須アミノ酸から合成されます。必須アミノ酸は体内ではつくれないため、材料となるタンパク質を食べ物から摂取しなくてはいけません。つまり、**タンパク質が不足すると必須アミノ酸が十分につくられず、ドーパミン、ノルアドレナリン、セロトニンが足りなくなり、その結果として心が不安定になってしまう**可能性があるのです。

脳と心のしくみは複雑で、タンパク質を摂取すれば、うつ病が必ず改善されるというわけではありません。しかし、日頃から十分な量のタンパク質を摂取することは、心の健康のためにも重要だといえるでしょう。

心の健康にはタンパク質が大切！

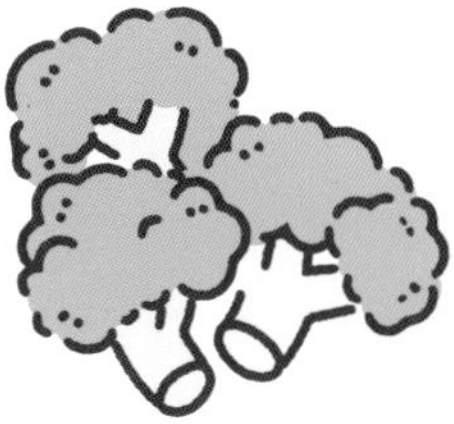

心を落ち着かせる セロトニン

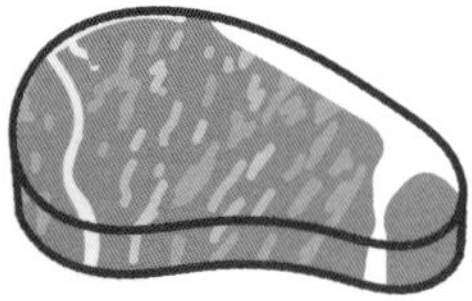

心身の安定や心のやすらぎをもたらすなど、調整的な役割をする。セロトニンの働きが弱まると、ドーパミンとノルアドレナリンの分泌量を調整できなくなる。

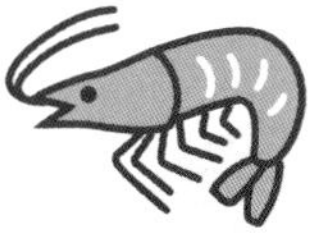

やる気を出す ドーパミン

興奮系の神経伝達物質。ドーパミンの働きが強まると、快感や喜びをもたらし、やる気を高める効果がある。反対に働きが弱まると、食欲や生理的欲求が活発的でなくなる。

興奮を感じさせる ノルアドレナリン

ドーパミン同様、興奮系の神経伝達物質。ノルアドレナリンの働きが強まると、イライラしたり怒りっぽくなったり、落ち着かない気持ちになる。

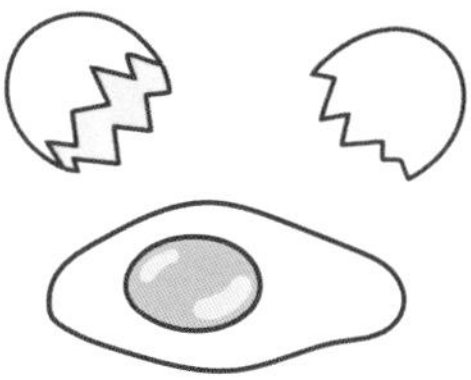

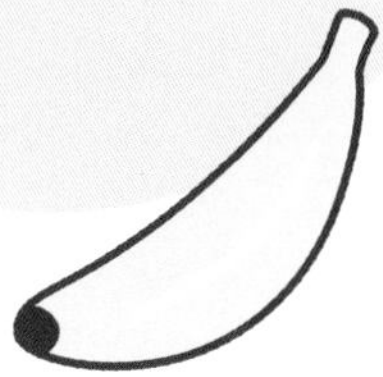

タンパク質が不足すると「神経伝達物質」が足りなくなり、心の不調が生じることも

はじめに

「最近なかなか疲れが取れない」、「せっかく運動してもすぐにバテてしまう」、「ぐっすりと眠れた気がしない」など、日常的な疲れを感じていませんか？

めまぐるしく情報が行き交う現代社会において、我々はさまざまな身体的・精神的なストレスにさらされています。疲労が完全に回復しないまま過ごしていると、慢性的な疲労につながります。慢性的な疲労は体の免疫力を低下させ、感染症を含めさまざまな疾患の原因ともなります。そのため、日々の疲れを日常的に取り除くことは健康維持・増進の観点からも、また日々を活き活きと過ごすためにも重要です。

3大栄養素の1つであるタンパク質は、体内のさまざまな組織を形づくる必須の材料です。またタンパク質は、免疫機能の維持、血圧の調節、傷害や疾患からの回復など、代謝や身体機能を維持し適切に調節するためにも必要です。そのため、健康維持のためだけでなく、日々のストレスへの対策としても、毎日の食事において積極的にタンパク質を摂取することは欠かせません。しかしながら、糖尿病や心臓病など、食生活が要因となる疾患が注目されるなかで、タンパク質の摂取不足が指摘されています。

本書では、体内のさまざまな細胞や組織を形づくるタンパク質の機能を説明し、栄養素としてのタンパク質とアミノ酸の機能と効率的な摂取方法、1日3食の食事で気軽にタンパク質が摂取できるレシピなどをイラストをたくさん使って紹介しています。毎日をすがすがしく元気に過ごすためにも、タンパク質とうまくつき合っていくことが大切です。本書を通じてタンパク質の機能性や重要性を知り、そのうえで効率的にタンパク質を摂取することで疲れ知らずの体を実現しましょう。

立命館大学スポーツ健康科学部教授　**藤田 聡**

もくじ

1章 意外と知らないタンパク質の話

3章 タンパク質を上手に摂る方法

4章 タンパク質たっぷりレシピ

※レシピの栄養価は、「日本食品標準成分表２０１５年版（七訂）追補２０１８年」をもとに計算。「保存版 食材・食品別 タンパク質量リスト」、その他の栄養価は「日本食品標準成分表２０２０年版（八訂）」をもとに計算。市販食品は記載の栄養価を参照しています。

レシピについて

- ●特に表記のないものについてはレシピは2人前です。タンパク質量・カロリーは1食分のものです。
- ●大さじ1は15ml、小さじ1は5ml です。
- ●電子レンジは600w の目安です。500w の場合は600w 1分につき10秒ずつプラスして加熱してください。700 wの場合は、600w1分につき10秒マイナスします。
- ●フライパンの直径は24cm のものを使用しています。

1章

意外と知らないタンパク質の話

タンパク質＝筋肉というイメージがありますが、実はヒトの体は、筋肉以外にもさまざまなタンパク質が関わっています。本章では、筋肉をはじめ、私たちの体に欠かせないタンパク質の意外と知らない働きを紹介していきます。

意外と知らない
タンパク質の話
1

ヒトの体で働くタンパク質はなんと10万種類！

筋肉も血管もホルモンもみんなタンパク質でできている

体に必要なおもな栄養素は**糖質（炭水化物）**、**タンパク質**、**脂質**、**ミネラル**、**ビタミン**の5つ。これを**5大栄養素**といいます。

5大栄養素のなかで、おもに体をつくるもととなるのがタンパク質です。筋肉や血管、内臓、皮ふ、髪、爪など、体の大部分はタンパク質でできており、体重の約30～40％を占めています。

体の機能を調整するホルモンや、食べ物の消化吸収や代謝を助ける酵素、細菌やウイルスと戦う際に使われる抗体もタンパク質です。このように、ヒトの体内にはたくさんのタンパク質が存在していますが、その種類はなんと10万種類にもおよぶといわれています。

さらに、タンパク質はエネルギーとして使われることもあります。糖質などが不足するとタンパク質が分解され、エネルギーを産生するのです。

タンパク質は、英語で「プロテイン」といいます。プロテインは古代ギリシャ語の「プロテオス」が語源でその意味は「もっとも重要なもの」。タンパク質はまさに、体にとってもっとも重要な栄養素の1つなのです。

5大栄養素の種類と働き

糖質（炭水化物）、タンパク質、脂質、ミネラル、ビタミンの5大栄養素。これらの栄養素は、それぞれ異なった役割を持っているため、どれか1つでも欠けてしまうと健康を損ねてしまいます。

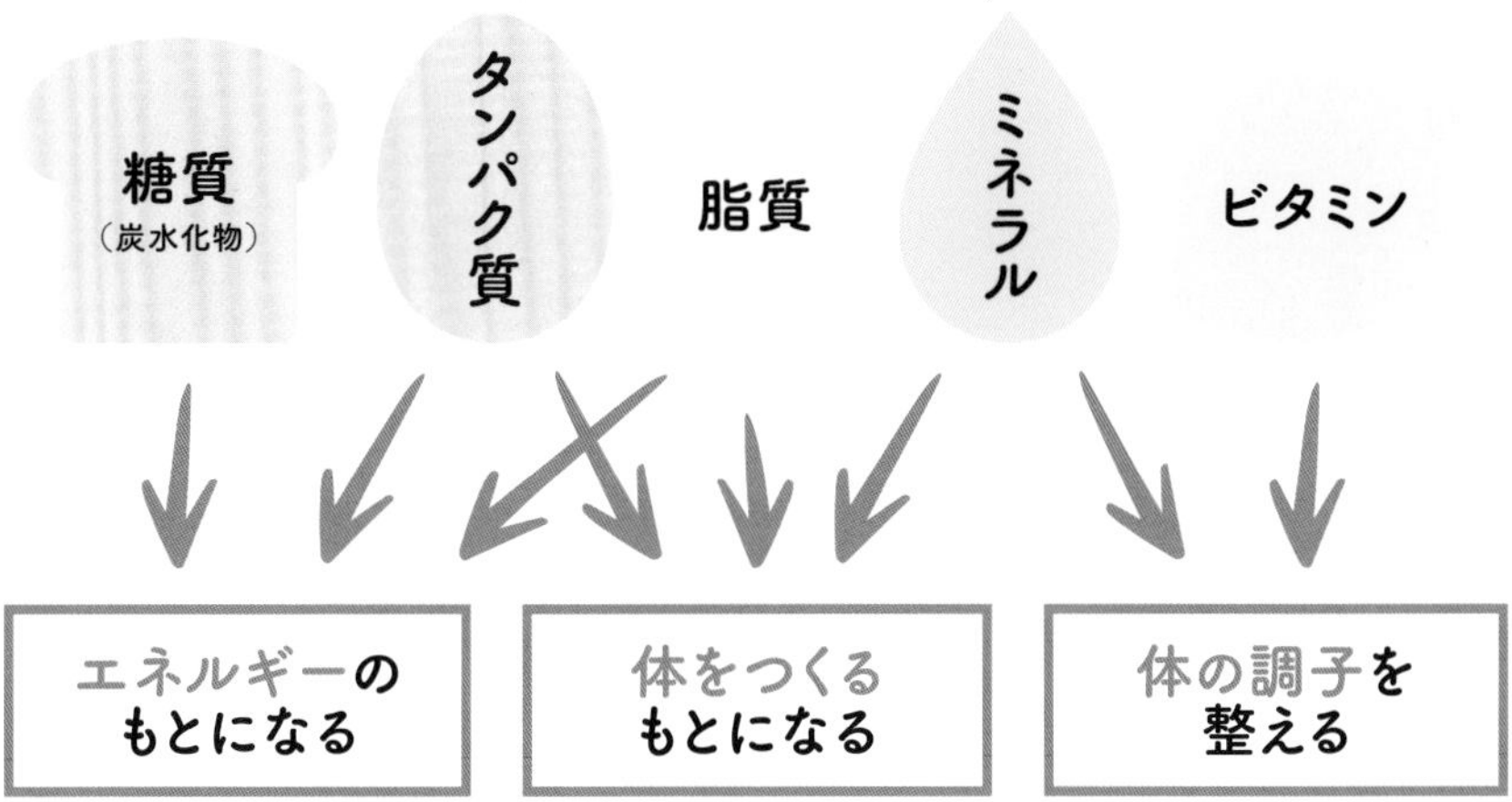

タンパク質のおもな働き

1 エネルギー源になる

体が飢餓状態になるとエネルギー源として使われます。1gあたり約4kcalのエネルギーを生み出します。

2 ホルモンや酵素の材料になる

体の機能を調節するホルモンや食べ物の消化・吸収の働きを行う酵素などの材料になります。

3 体の構成成分になる

筋肉や臓器などの体の構成成分になります。細胞は毎日つくり変えられるので、毎日欠かさずタンパク質を摂取する必要があります。

4 物質の運搬や情報を伝達する

血液中で酸素を運ぶヘモグロビンや、網膜で光を認識するロドプシンなどもタンパク質の一種です。

意外と知らない
タンパク質の話

2

筋肉の合成スイッチは年とともに鈍くなる！

同じ量のタンパク質では筋肉量は減るいっぽう

立つ、歩く、座るなど、筋肉は日常のあらゆる動作をするために欠かせません。血液を送り出したり、熱を生み出したりする役目もあります。この**筋肉の約80％を構成しているのがタンパク質**です。筋肉量を維持、あるいは増やすにはタンパク質をしっかり摂ることが大切ということは広く知られていますが、実は、年齢によって必要量が違います。若い頃と同じ量のタンパク質を摂っても同じ筋肉量を合成できないのです。食事でタンパク質を摂ると、筋肉を合成するスイッチが入りますが、このスイッチの感受性は加齢とともに衰えます。だから、同じ量のタンパク質を摂った場合、**高齢者は若い人ほど筋肉のタンパク質（筋タンパク質）を合成できません。**タンパク質の摂取量と、筋肉の合成率を調べた研究では、18－38歳の若者の場合、体重1kgあたり0・24gのタンパク質の摂取で筋肉の合成率が最大に。一方、高齢者は0・4gが必要でした。

これまでと同じような食事、運動量なのに筋肉の衰えを感じたら、それは、筋肉合成スイッチの感受性が衰えてきたサインです。28～29ページを参考に、必要な量のタンパク質を摂りましょう。

タンパク質の摂取量と筋タンパク質の合成率

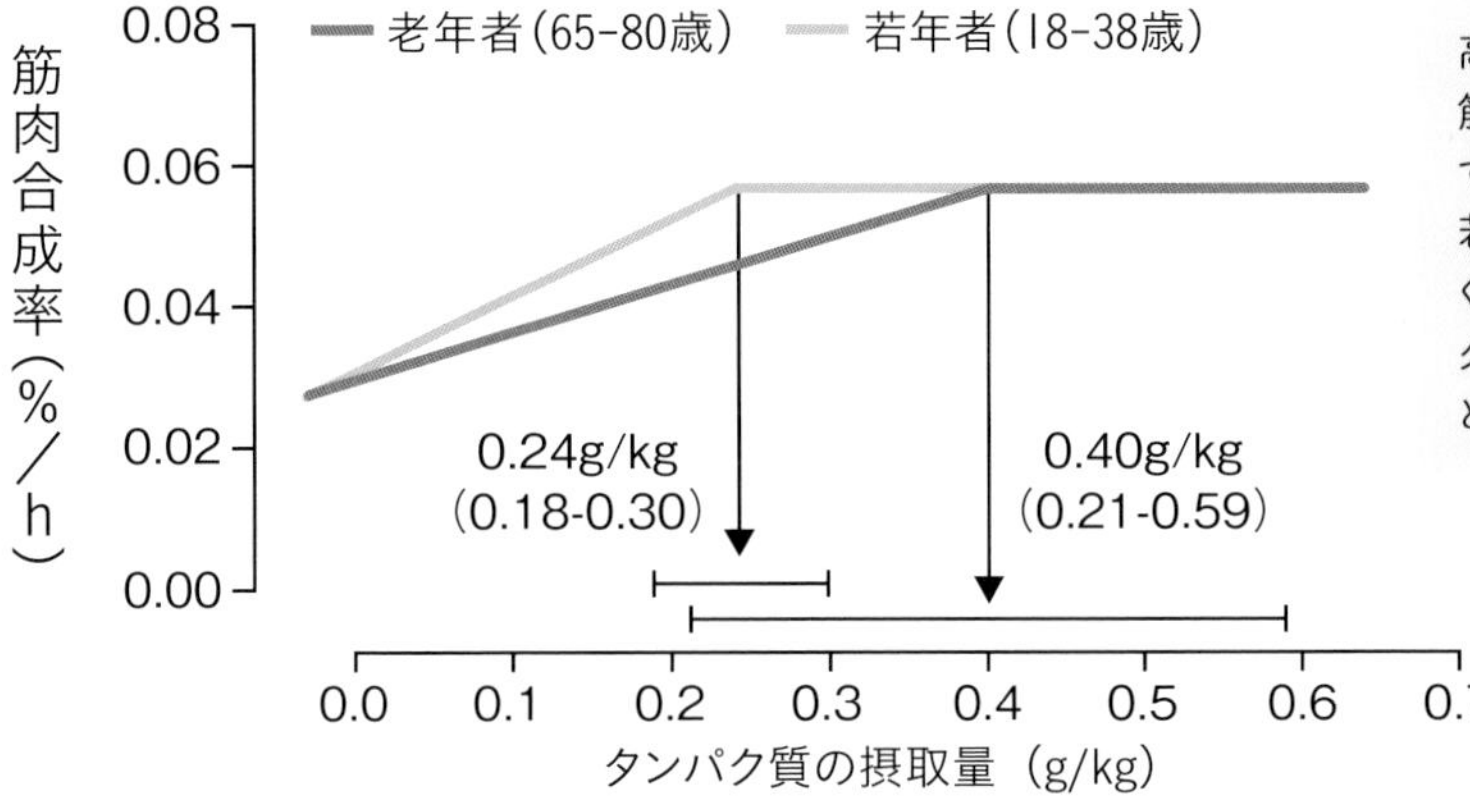

高齢者は筋肉を合成するために、若者より多くのタンパク質が必要となります。

1kgあたり0.24g → 体重50kgなら12g、体重60kgなら14.4g
1kgあたり0.4g　→ 体重50kgなら20g、体重60kgなら24g

出典：Moore DR et al. J Gerontol A Biol Sci Med Sci.（2015）をもとに作成

豆知識

わずか0.4gの違いで、筋肉量が40%も変わる!?

タンパク質の摂取量と筋肉量の関係を調べた、興味深い調査があります。アメリカで、70 ～79歳の高齢者2000人超を対象に3年間の追跡調査を行ったところ、3年の間に除脂肪量（おもに筋肉量）が著しく減少していました。ただ、減少率は高齢者によって違いがあり、タンパク質をもっとも多く摂取していたグループは、タンパク質摂取量がもっとも少なかったグループよりも、筋肉量の減少が約40%も抑えられていたのです。1日の総タンパク質摂取量の体重1kgあたりの平均で比べると、タンパク質をもっとも多く摂取していたグループは約1.1g、もっとも少なかったグループは約0.7gでした。体重1kgあたりわずか0.4gの差で筋肉量が40%も変わるとは、驚きですよね。

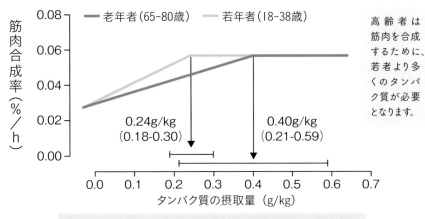

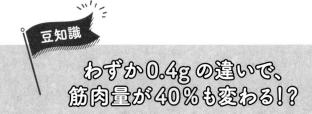

意外と知らない
タンパク質の話
3

必要なタンパク質の量は年齢や活動量によって変わる

自分に必要なタンパク質量を知っておこう

厚生労働省が策定する「日本人の食事摂取基準（2020年版）」では、**1日のタンパク質の推奨量は18歳以上の男性が60g、女性が50g**となっています。ただ、この数値はあくまでも標準値。必要なタンパク質の量は、身体活動レベルや体の大きさによって異なります。

デスクワークや家事が中心の、身体活動レベルが「普通」の成人の場合、男女とも1日に必要なタンパク質の量は体重1kgあたり約0・9gが目安であるといわれています。70歳以上になると、26～27ページで説明したように、筋肉のタンパク質の合成率が下がるので、70歳以上の高齢者は体重1kgあたり約1・06gを目安に摂るようにしましょう。また、筋トレや活発な運動の習慣がある人は、1日に必要なタンパク質の量は、体重1kgあたり1・62gとなります。左ページの計算式でご自身の1日のタンパク質目標摂取量を出してみましょう。

「タンパク質を摂るように意識している」という人でも案外、必要量を達成できていないもの。自分がタンパク質不足になっていないか、一度チェックしてみてはいかがでしょうか。

あなたに必要なタンパク質の量は？

成人の男女とも身体活動レベルが「普通」の場合、
体重が 50kg の人なら、1日 45 g が目安ということになります。
1日に必要なタンパク質量を知り、適切な量の摂取を目指しましょう。

身体活動レベル「普通」とは、座位中心の仕事だが、通勤や買い物、家事、軽いスポーツ等、息が弾んで汗をかく程度の運動を1日合計2時間、職場内での移動など仕事での歩行に1時間弱費やしている状態。

身体活動レベルが
「**普通**」なら

体重

$$\boxed{}\,\text{kg} \times 0.9\,\text{g} = \boxed{}\,\text{g}$$

1日に必要な
タンパク質量

運動や筋トレの
習慣があるなら

体重

$$\boxed{}\,\text{kg} \times 1.62\,\text{g} = \boxed{}\,\text{g}$$

1日に必要な
タンパク質量

※活動量によって 10 〜 22 g の幅があります。

70歳以上の
高齢者なら

体重

$$\boxed{}\,\text{kg} \times 1.06\,\text{g} = \boxed{}\,\text{g}$$

1日に必要な
タンパク質量

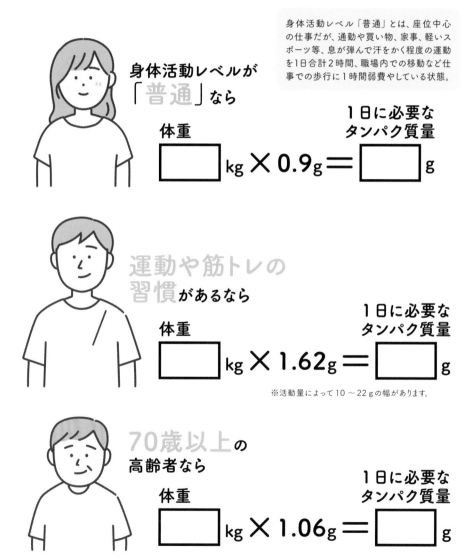

意外と知らない
タンパク質の話
4

タンパク質の摂取はタイミングも大切！

筋肉は常に、分解（カタボリック）と合成（アナボリック）をくり返している

私たちの体にとって、糖質は重要なエネルギー源です。しかし、食事を抜いたり、過度な糖質制限ダイエットをしたりすると、糖質が足りなくなってエネルギー源が不足してしまいます。そんなときに、糖質に代わってエネルギー源となるのが脂質やタンパク質です。

タンパク質の場合、筋肉を構成するタンパク質が分解されてエネルギー源になります。このように、筋肉が分解されることを「カタボリック」といいます。一方、食事から摂ったタンパク質が**筋肉として合成（生成）されることを「アナボリック」**といいます。筋肉ではカタボリックとアナボリックをくり返しており、エネルギーが供給されないとカタボリックが進み、筋肉量が少しずつ減ってしまいます。筋肉量が減ると、やせにくく太りやすい体になり、高齢者なら**ロコモティブシンドロームやフレイルになってしまう**おそれもあります（50～51ページ）。このような事態を防ぐには、タンパク質を摂取するタイミングに気をつけることが大切です。タンパク質摂取の適切なタイミングは、左ページの「タンパク質を摂るタイミング」をチェックしてください。

筋肉のカタボリックとアナボリック

筋肉は常に分解（カタボリック）と合成（アナボリック）をくり返しています。糖質制限や空腹で体内でエネルギーが足りなくなると筋肉は分解（カタボリック）が過多になり、筋肉が減ってしまいます。筋肉を維持するためにも、材料となるタンパク質をしっかり供給し、合成（アナボリック）を促しましょう。そのためには摂取のタイミングを意識することも大切です。

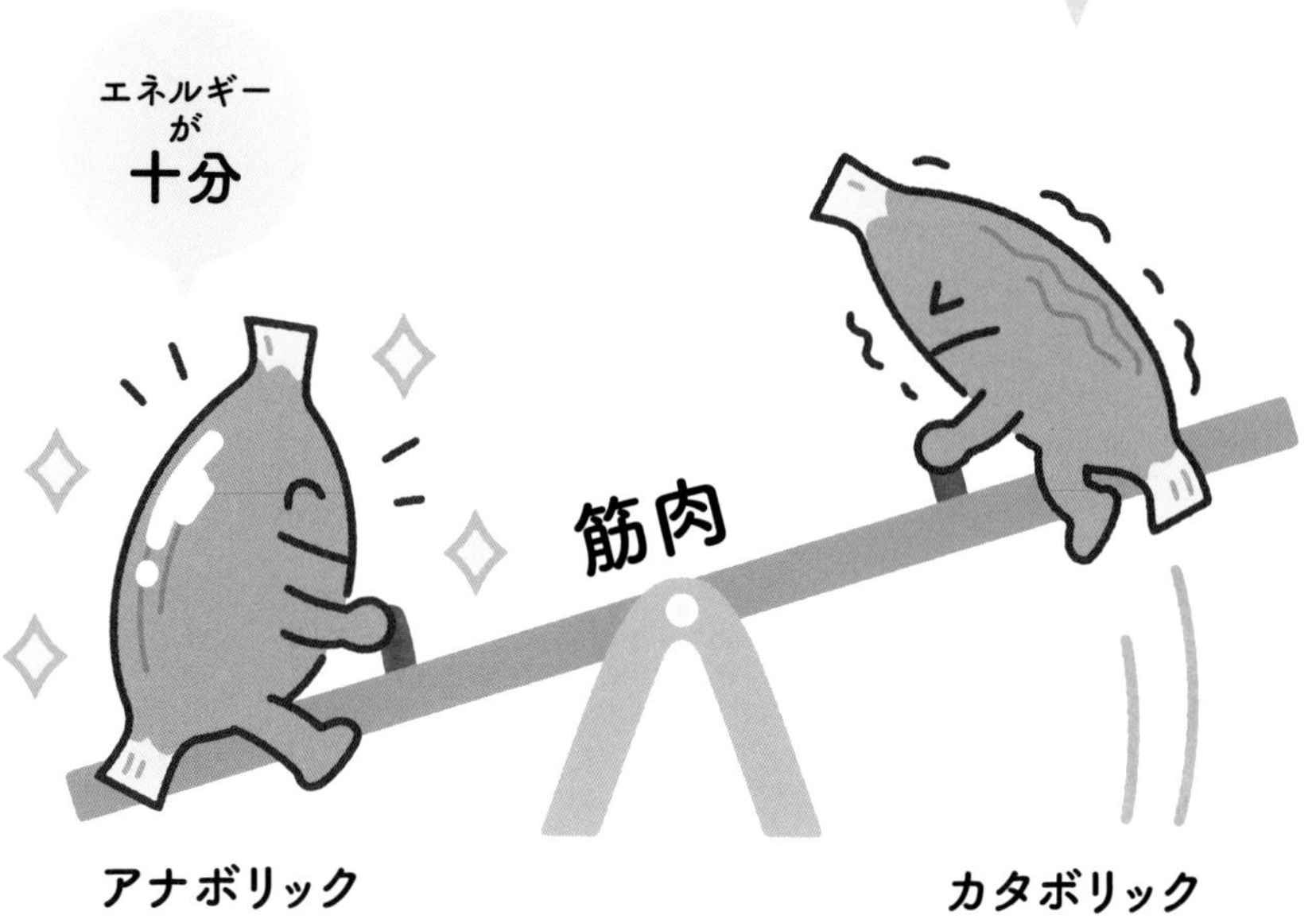

Check

タンパク質を摂るタイミング

① 朝食はしっかり多めに

睡眠中はタンパク質を摂取できないので、カタボリックが進行します。朝食でしっかりとタンパク質を摂りましょう。

② 昼食は糖質と合わせて

昼食は、タンパク質だけでなく糖質も適度に摂りましょう。糖質も適度に摂ることで、体がエネルギー不足に陥るのを防ぎます。

③ 筋合成が盛んな寝る前

睡眠中のカタボリックにそなえて、夜は質のよいタンパク質を十分に摂りましょう。

意外と知らない
タンパク質の話
5

「筋トレ後のビール一杯」で筋肉の合成がダウン！

筋トレ後に飲むならプロテイン一択！

「筋トレでたっぷり汗をかいた後は、冷えたビールを飲みたくなる」。そんな人も多いのではないでしょうか。でも、ちょっと待った！ **運動後にお酒を飲むと、せっかくの筋トレの効果が半減してしまう可能性がある**ので、注意が必要です。

ある研究ではトレーニング後に、「①プロテインのみを摂取した場合」、「②アルコールとプロテインを一緒に摂取した場合」、「③アルコールと糖質を摂取した場合」を比較したところ、「②アルコールとプロテインを摂取した場合」は、「①のプロテインのみの場合」より、筋肉の合成が24％減少するという結果が出ました。さらに、「③アルコールと糖質を摂取した場合」では、37％減少しました。

以上の研究からわかる通り、筋肉を効率よくつけたいのなら、筋トレ後のアルコールは避けて、やはりプロテインを摂りましょう。

また、**アルコールを分解する酵素はタンパク質でつくられているため、アルコールを飲むとタンパク質が大量に消費されてしまいます**。せっかくの筋トレをムダにしないためのコツを覚えておきましょう。

筋トレ後のアルコール摂取で筋肉の合成率減

筋トレを行うと、エムトールという酵素が細胞内で働き、筋肉の合成スイッチが入ります。エムトールを作用させるにはタンパク質の摂取が有効ですが、筋トレ後にアルコールを飲むとエムトールの作用が抑制され、筋肉の合成率が減ってしまいます。筋トレ直後のアルコールと、糖質たっぷりの食品の摂取は控えましょう。

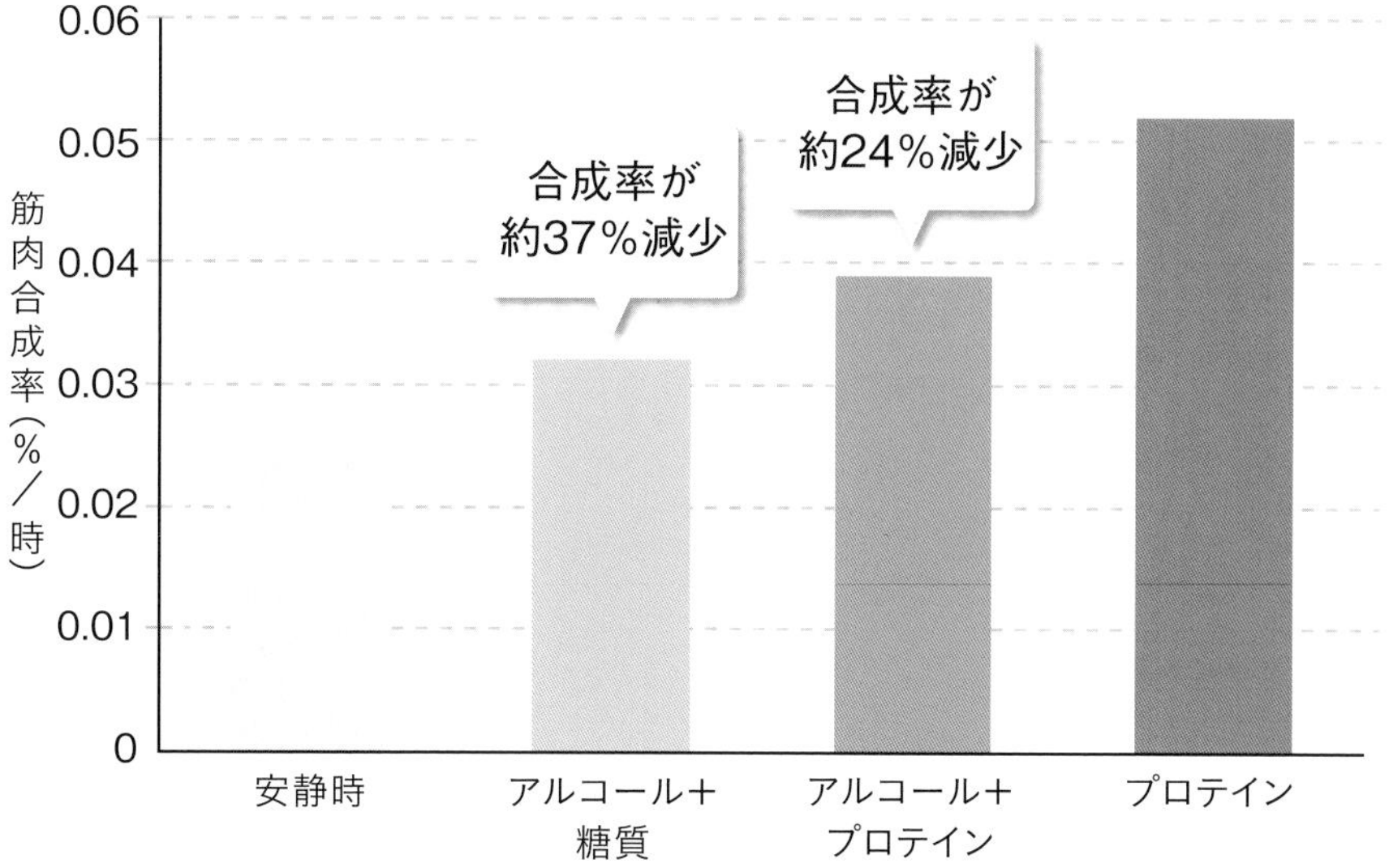

出典：Parr EB et al. PLoS One.（2014）をもとに作成

豆知識

アルコールをどうしても摂りたいときは十分に時間をあけて！

　筋肉の合成が高まるのは筋トレの直後。その後は、合成率はだんだんと下がっていきます。したがって、アルコールを飲みたいときは、筋トレから十分に時間をあけ、ビール（350㎖）1～2缶程度にしておけば、筋肉の合成への影響を少なくできると考えられます。

　夜にお酒を飲むなら筋トレは朝に済ませ、夕方～夜に筋トレをしたら、お酒は翌日の楽しみにとっておきましょう。

意外と知らない
タンパク質の話

6

睡眠の悩み解決にも タンパク質が活躍する！

睡眠の質を向上させる グリシンとトリプトファン

不眠に悩んでいる人は、タンパク質を摂ると改善されるかもしれません。タンパク質を構成するアミノ酸のうち、**グリシン**や**トリプトファン**には睡眠の質を向上させる作用があるからです。

よく「赤ちゃんの手が温かくなるのは眠たいサイン」といわれますが、私たちの体は、手足から体内の熱を逃がし（熱放散）、深部体温（体の内部の体温）が下がったタイミングで眠気が訪れると考えられています。食品メーカー・味の素の研究によると、**グリシンには足などの末端に熱を集め深部体温を下げる効果があり、就寝前に摂れば、寝つきがよくなる**とのこと。また、深い眠りに早く到達させ、深い睡眠の時間を増やす、睡眠の質を安定させるといった効果もあるそうです。

トリプトファンは、睡眠を促すメラトニンというホルモンのもと。トリプトファンが不足すると、不眠症や睡眠の質の低下を引き起こす一因になることもあります。「寝つきが悪い」「ぐっすり眠れない」といった悩みがある人は、次ページのグリシンやトリプトファンを多く含む食材を意識して食べるといいでしょう。

グリシンとトリプトファンを含む食品

グリシン

体内でつくられるアミノ酸の一種。ヘモグロビンの材料になるほか、解毒作用もあります。

トリプトファン

タンパク質を構成するアミノ酸の一種。鎮痛作用や免疫力を高める効果があります。体内では合成できない必須アミノ酸（58 ～59ページ）なので、食事から摂取することが重要です。

グリシンを多く含む食材例

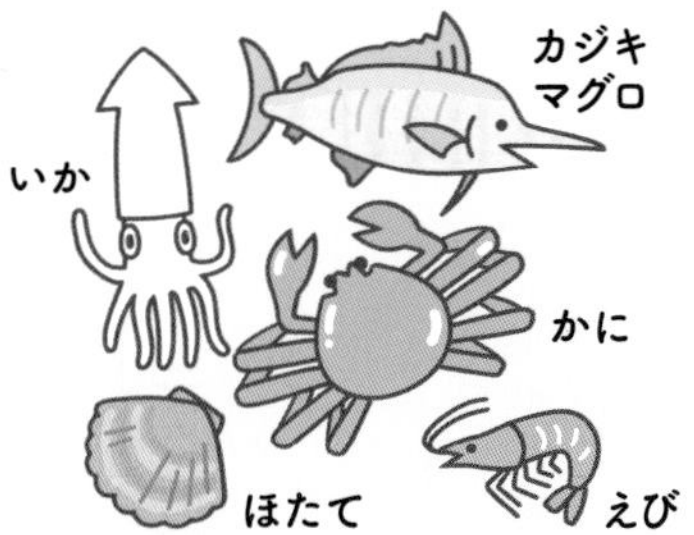

トリプトファンを多く含む食材例

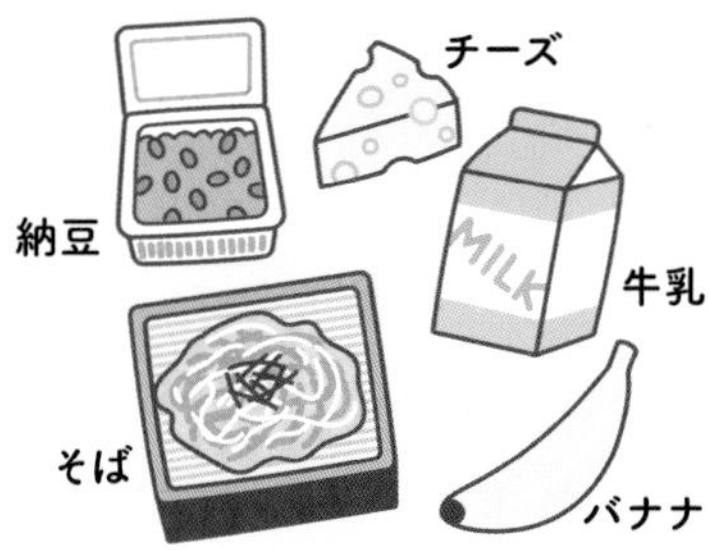

豆知識

睡眠時間が短いと肥満になる確率が上がる？

7時間睡眠をとっている人に比べて、6時間、5時間、4時間と睡眠時間が短くなるにつれて、平均BMIの数値も高くなることがわかります。

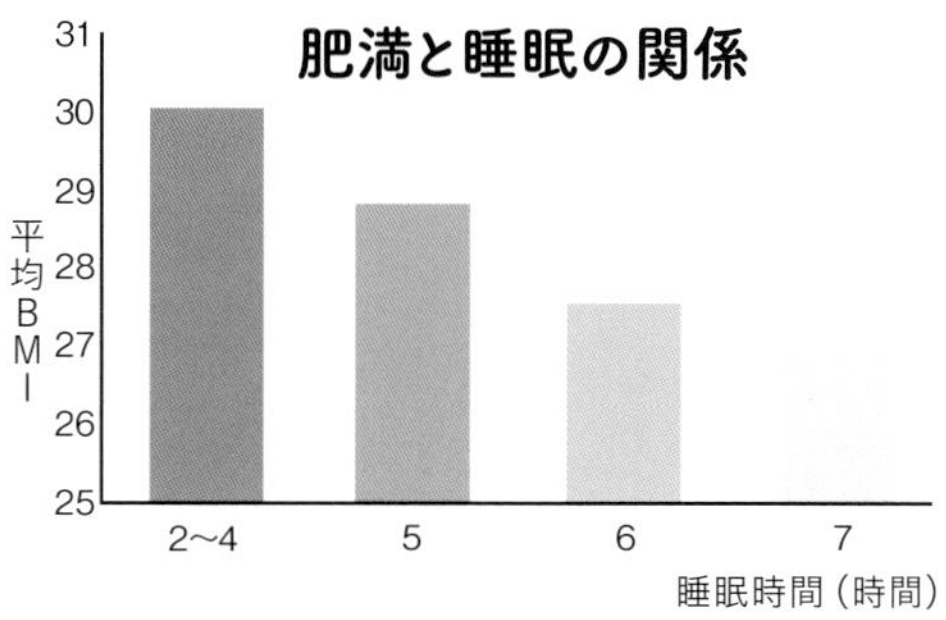

出典：Gangwisch JE et al.Sleep.（2005）をもとに作成

意外と知らない
タンパク質の話
7

免疫において重要な抗体も タンパク質からできている！

風邪をひきやすいのは タンパク質不足が原因かも

「最近、風邪をひきやすくなった」という人は、タンパク質不足かもしれません。

体の外から侵入してきた細菌やウイルス、あるいは体内で増殖したがん細胞などを排除し、体を守るしくみを「免疫」といいます。

免疫は、**自然免疫**と**獲得免疫**の二段構えになっており、**細菌やウイルスなどの異物が体内に侵入すると、まずは自然免疫が対応**します。「マクロファージ」や「樹状細胞」といった免疫細胞が外敵を捕まえ、食べて殺すのです。この免疫細胞の材料となるのがタンパク質です。また、免疫細胞の働きをサポートする、「補体」や「インターフェロン」と呼ばれる物質もタンパク質です。

自然免疫が退治しきれなかった異物は、獲得免疫が担当します。獲得免疫の攻撃の主力を担うのが、「T細胞」と「B細胞」です。これらの細胞もタンパク質でできていますし、B細胞が生み出す異物専用の武器「抗体」も、タンパク質でできています。

つまり、タンパク質が不足すると免疫がうまく機能しなくなり、風邪をひきやすくなる可能性があるというわけです。

免疫のしくみ

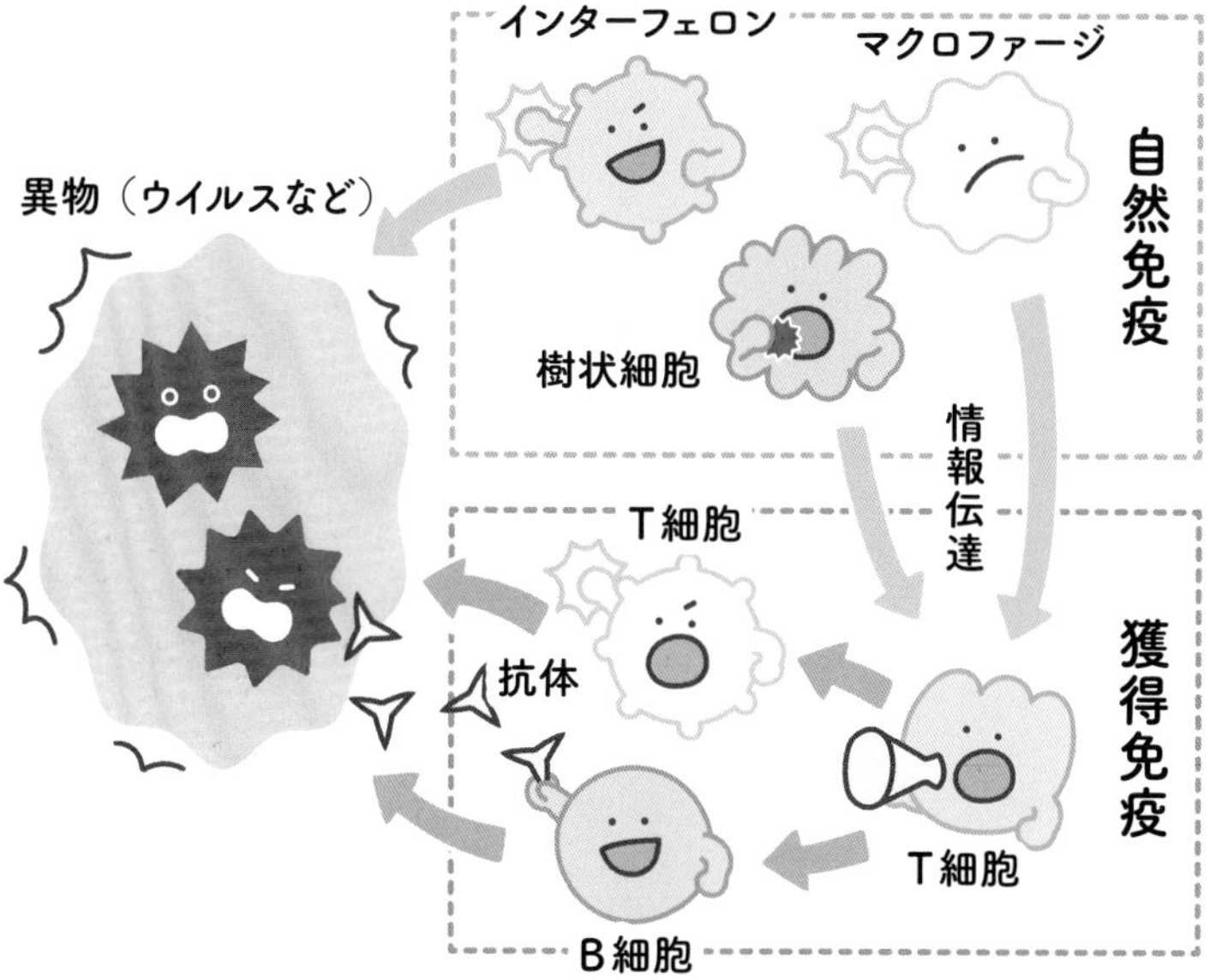

自然免疫は、体がもともと持っている免疫のしくみです。異物にすばやく反応しますが、攻撃力はそれほど高くありません。

獲得免疫は、自然免疫よりも高い攻撃力を持っています。ただし、自然免疫に比べ、反応するまでに少し時間がかかります。

Q&A

Q 風邪をひいたときのタンパク質の摂り方は？

A 風邪をひいたときの食事といえば、消化のよいおかゆやうどんが定番です。ただ、おかゆやうどんだけではタンパク質が不足してしまいます。とはいえ、「体調が悪いときに消化しづらい肉類は食べられない」という人も多いのでは。

そこでおすすめしたいのが、卵や豆腐、白身魚などです。おかゆやうどんに入れるほか、鍋や茶碗蒸しにしてみてはいかがでしょうか。肉類なら、鶏のささみやむね肉など、脂肪分の少ないものを選ぶとよいでしょう。

意外と知らない
タンパク質の話
8

筋肉をつけるためには運動とタンパク質摂取はセットで

タンパク質の摂取タイミングは運動前後のどちらでもOK

筋肉をつけて疲れにくい体を手に入れるには、「運動だけ」でも、「タンパク質を摂るだけ」でも不十分。仮に、筋肉に大きな負荷をかける筋トレだけをがんばってタンパク質の摂取をおろそかにした場合、カタボリック（30～31ページ）ばかりが進行してしまい、筋肉が育ちません。**筋トレとタンパク質の摂取は必ずセット**で行いましょう。

では、運動の前と後、どちらのタイミングでタンパク質を摂取すると効果的なのでしょうか。実は、この疑問については、はっきりとした答えは出ていません。プロテインを筋トレ前と筋トレ後に摂取した場合のそれぞれの筋肉への効果を比較した実験では、明らかな違いは出ませんでした。いずれにしても、筋トレ中は筋肉の分解が進み、筋トレ後にその補修をしようと筋肉の合成がはじまります。この**筋肉の合成がはじまるタイミングで、体内にタンパク質が不足していないことが重要**です。生活リズムに合わせて、タンパク質を摂る順番は前後させて大丈夫。運動前なら40分から1時間前にタンパク質中心の軽い食事を済ませておき、運動後なら、できるだけ早いタイミングでタンパク質を補給するといいでしょう。

運動前後におすすめのタンパク質補給食品

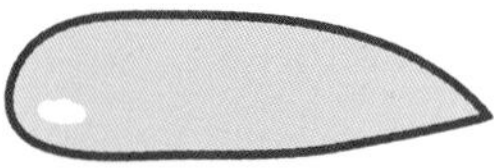

消化スピードが速い
赤身の鶏ひき肉・ささみ

赤身の鶏ひき肉やささみは、高タンパクなうえに脂肪が少なめ。消化吸収スピードが速いので、運動前の食事にぴったりです。

ロイシンを豊富に含む
ヨーグルト、牛乳

筋肉の合成スイッチを入れる働きのある「ロイシン」を豊富に含みます。消化吸収も速く、手軽に食べられるので、運動後のタンパク質補給に特におすすめです。また、これらには適度に糖が含まれているので、さらに筋肉の合成の効率をアップできます！ 加えて、約90％が水分のため、水分補給にもなります。

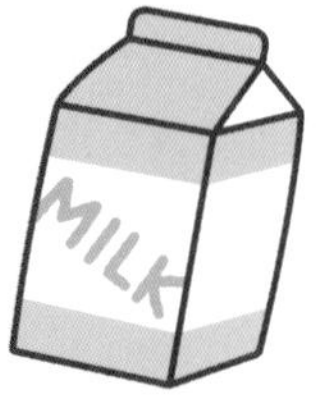

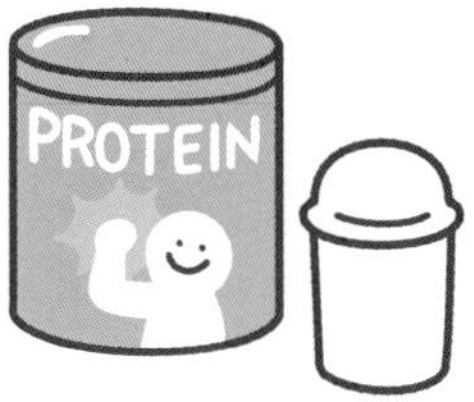

手軽に補給できる
プロテイン

プロテインとは、生乳や大豆などの食品からタンパク質を抽出し、パウダー状に加工したもの。余分な脂質を抑えることができ、効率的にタンパク質を摂取できます。運動後に摂取するなら、吸収効率の高い「ホエイプロテイン」がおすすめ。

豆知識

プロテイン製品は全9種類の必須アミノ酸をすべて含むものを

プロテインパウダーやドリンクのなかには、BCAAに特化したタイプもあります。確かにBCAAには、筋肉の分解を抑えて筋肉の疲労を回復させる作用がありますが、体のなかに取り込む過程でほかの必須アミノ酸も使われてしまうため、結局、ほかの必須アミノ酸を補う必要が生じます。したがって、BCAAのみを含むタイプより、すべての必須アミノ酸を含むタイプがおすすめといえます。

意外と知らない
タンパク質の話
9

筋肉をつけたい人必見！ オフ日こそタンパク質を摂ろう

筋トレ後24～48時間は筋合成のゴールデンタイム

日頃から運動や筋トレをしている人なら、「筋トレ直後にタンパク質を摂取したほうがいい」という話を聞いたことがあるかもしれません。これは確かにその通りで、**運動直後にタンパク質を摂ると筋肉の合成が促進されることがわかっています**。ただ、だからといって、「運動をしない日＝タンパク質を摂らなくてもいい日」というわけではないので注意しましょう。

適度な負荷をかけた筋トレ後24～48時間以内は、筋肉を構成するタンパク質の合成（アナボリック）量が増えています。いわば、筋肉合成のゴールデンタイムです。この時間内に十分なタンパク質を摂ると体内で筋肉の合成が進み、良質な筋肉をつけることができます。反対に、タンパク質を十分摂っていないと、筋肉の合成が進むチャンスをみすみす失うことになります。

「筋トレをして効果的に筋肉をつけたい」という人は、筋トレの翌日や、運動のオフ日であっても、しっかりとタンパク質を摂取するようにしましょう。目安は、1日に体重1kgあたり1・6g、毎食20～30gです。

運動をしないときもタンパク質は必要

筋トレ後24～48時間以内は、筋肉の合成のゴールデンタイム。

運動をしている人は、1日に体重1kgあたり1.6g、毎食20～30gを目標にタンパク質を摂りましょう。

また、筋トレを2日おきに続けると、筋合成が高まった状態をキープできます。

運動後のタンパク質合成速度の変化

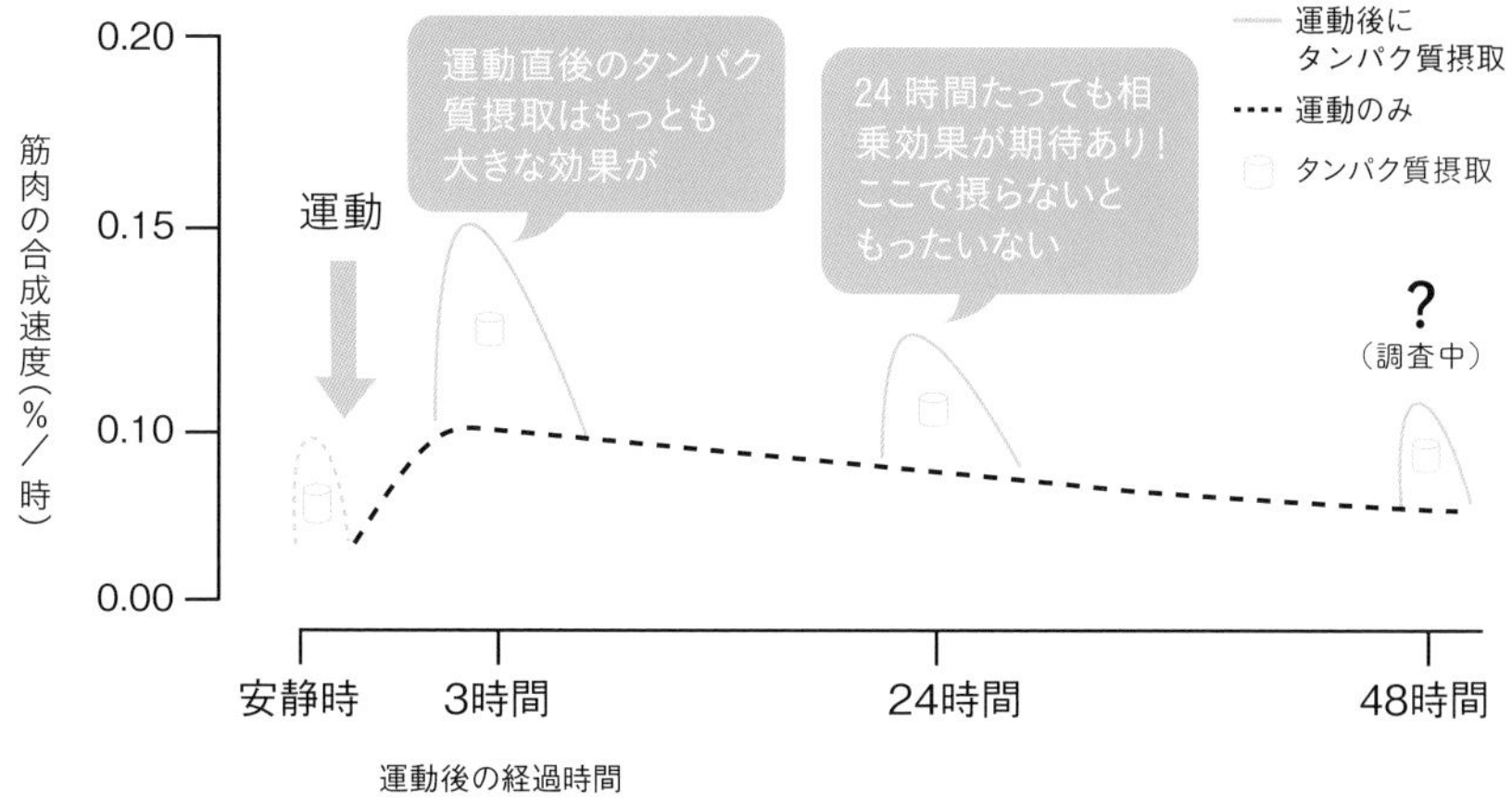

出典：Churchward-Venne TA et al. Nutr Metab.（2012）をもとに作成

Q&A

Q 運動習慣がない人はタンパク質を摂らなくていい？

A 「タンパク質はアスリートや筋トレをしている人が必要なもの。運動習慣がないなら、気にしなくてもいい」と思っている人もいるかもしれません。しかし、これは間違い。運動をしなくても筋肉は合成と分解をくり返し、毎日、全体量の約1.8%が生まれ変わっています。したがって、タンパク質の供給が足りないと筋肉の分解が優位になり、筋肉が衰えてしまう可能性大。

運動習慣がない人でも、1日に体重1kgあたり約0.9gを目安にタンパク質を摂ることが必要です。

意外と知らない
タンパク質の話

10

疲れにくい体をつくるためにはプラス筋トレが欠かせない

タンパク質摂取でできるのは筋肉量の〝維持〟だけ

私たちは、ただ座っているだけでも、姿勢を維持するために筋肉を使っています。ですから、筋肉量が減ると、特にハードな運動をしていなくても疲れを感じやすくなります。つまり、疲れにくい体を手に入れるには筋肉量を増やすことが重要なのですが、**タンパク質を摂るだけでは、筋肉量の維持はできても、増やすことはできません**。筋肉量アップには、**タンパク質の摂取と運動をセット**で行うのがポイントです。

そして、筋肉をつけるうえでもっとも効果的な運動が筋トレです。とはいえ、特別にハードなメニューをこなす必要はありません。仕事や家事などの合間に、左ページの「椅子スクワット」をするだけでも効果は十分。慣れてきたら徐々に回数を増やして、1週間に2〜3回の筋トレを習慣にしましょう。**筋肉量が増えれば基礎代謝量が増え、太りにくい体になるというメリット**もあります。

なお、ウォーキングやランニングなどの有酸素運動は筋肉量の維持に有効です。血流がよくなるので食後の筋肉の合成が進みやすくなり、カタボリック（分解）に偏るのを防ぐことができます。

手軽な筋トレ「椅子スクワット」

1 椅子の前に立ち、
両足を肩幅程度に開きます。

2 両腕を前に伸ばし、おしりを突き出しながら、ゆっくりと椅子に座ります。

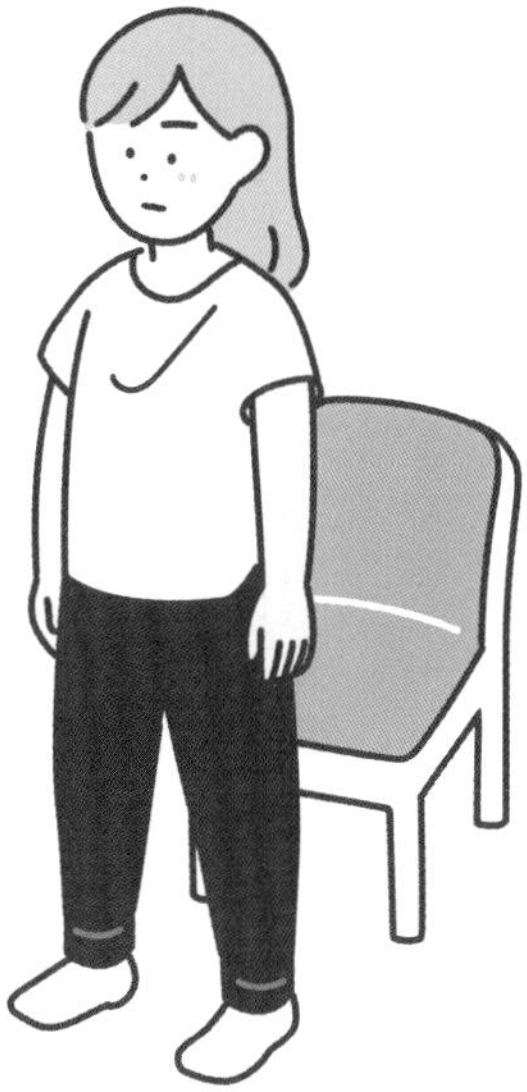

1の姿勢に戻ります。

これを10～15回、1セット行いましょう。慣れてきたら、セット数を増やすか、椅子を使わないスクワットにチャレンジを。

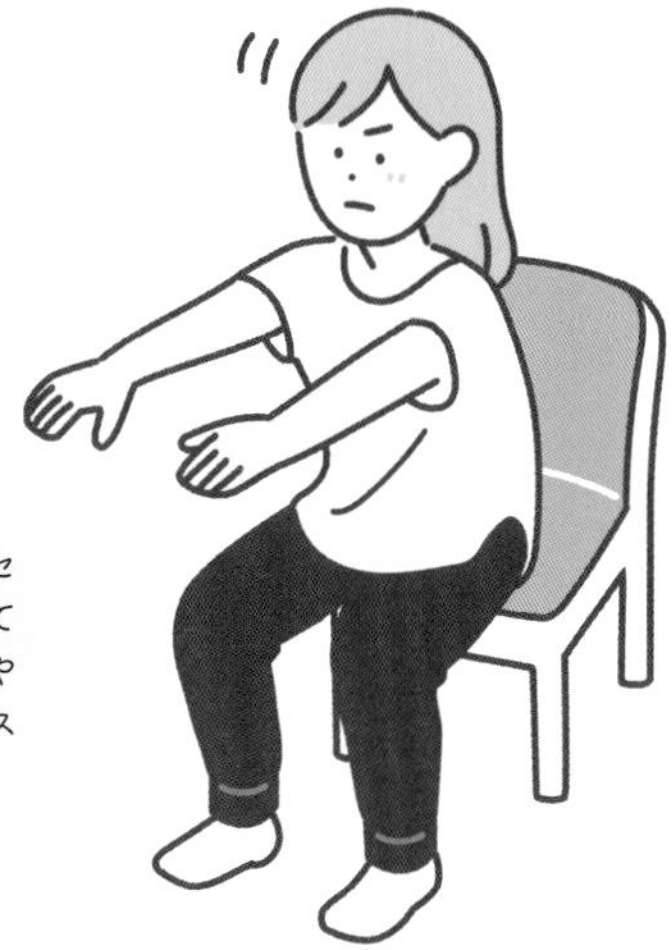

豆知識

筋肉を増やすには日常の活動量を増やそう！

筋トレ以外にも筋肉を増やすために重要なのは、1日の活動量を増やすこと。

例えば、「いつも利用する駅の一つ手前の駅で降りて歩いてみる」、「エスカレーターではなく階段を使うようにする」、「いつもより少し歩幅を大きくして歩いてみる」という具合です。

「椅子スクワット」に加えて日常生活の活動量を増やすことを意識して、筋力アップを目指しましょう。

疲れたときは甘いものではなく必須アミノ酸のＢＣＡＡを

筋タンパクの35%を占めるＢＣＡＡを摂って疲れ知らずに

私たちの体を構成するタンパク質のもとがアミノ酸です。アミノ酸は20種類あり、このうち、バリン、ロイシン、イソロイシンを総称して「ＢＣＡＡ」といいます。**ＢＣＡＡは、筋肉のタンパク質を構成しているアミノ酸の約35%を占めるといわれ、筋肉の合成を促したり、筋肉の分解を抑えたりする作用があります。**さらに、ＢＣＡＡには、**筋肉の疲労を回復させ、肉体の疲れを解消する効果もある**のです。運動をしている人はもちろん、運動習慣がない人も、疲れを感じたときこそ、ＢＣＡＡを含むタンパク質を積極的に摂るようにしましょう。このほか、アミノ酸のトリプトファンにはセロトニンの増加を助ける働きがあり、脳疲労を軽減する効果が期待できるので、バランスよくアミノ酸が含まれている食品を摂るのがベター。

なお、**疲れたときには甘いものがほしくなりますが、摂りすぎは禁物**です。血糖値の急変動（血糖値スパイク）が頻繁に起こり、かえって疲れやだるさを招きます。おやつに食べるなら、チーズやヨーグルト、小魚、ナッツなど、低糖質で高タンパク質の食品がおすすめです。

BCAAとは?

ＢＣＡＡは「Branched Chain Amino Acids」の略で、日本語では「分岐鎖アミノ酸」といいます。
バリン、ロイシン、イソロイシンはそれぞれ次のような食材に多く含まれます。

	バリン	ロイシン	イソロイシン
効果	成長を促したり、筋肉を強化したりします。	ＢＣＡＡのなかでも筋肉を強化させる働きが強く、肝臓の機能を高める働きもあります。	筋肉を強化させるほか、神経の働きを助ける作用もあります。
多く含む食材	レバー、マグロの赤身、かつお、チーズ、脱脂粉乳、カシューナッツなど	高野豆腐（乾燥）、ほっけ、鶏むね肉、黒マグロ、かつおなど	鶏むね肉、鮭、ぶり、マグロの赤身、チーズ、脱脂粉乳など

BCAAの注目株
ロイシンがすごい!

ＢＣＡＡのなかでも特に重要なのがロイシンです。ロイシンは、「エムトール」という物質を活性化する働きがあります。エムトールは、筋肉の細胞内に存在する遺伝子に、筋肉を合成するよう指令を伝える物質です。運動前後にロイシンを含むタンパク質を摂ると、エムトールが活性化されて、より多くの筋肉が合成されます。

また、ロイシンは筋トレなどをしていない高齢者にも積極的に摂ってほしい栄養です。ゼリータイプの栄養補助食品にロイシンを強化したものもあるのでチェックしてみてください。

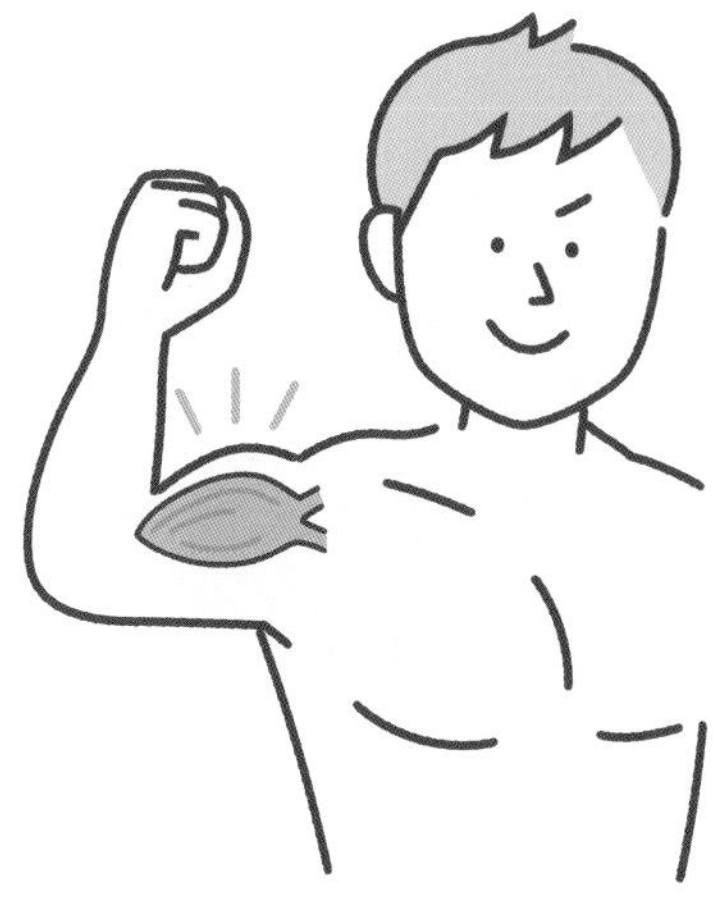

意外と知らない
タンパク質の話

12

タンパク質は脂肪になりにくく さらに脂肪を燃焼させる！

中年太りが気になる人こそ タンパク質を摂ってダイエット

やせたい人のなかには、カロリーや脂質を気にして肉類を控える人も多いのですが、実は、肉は豊富なタンパク源でもあります。そのうえタンパク質は圧倒的に脂肪になりにくいのです。脂質や糖質は、体内で消化吸収された後、余剰分が脂肪として蓄えられます。脂肪は、空腹時や病気などでエネルギーが不足した際、非常用のエネルギー源として使われます。一方、**タンパク質はその多くがエネルギーとして消費され、余った分は尿中に排出されます**。脂肪に変換されるのはごく一部。したがって、脂質や糖質に比べると脂肪になりにくいのです。

さらに、**タンパク質を摂ると脂肪が燃焼しやすくなります**。食事をするとエネルギー消費が増え、一部は体熱となります。このように、食事でエネルギー消費が増える反応を**「食事誘発性熱産生」（DIT）**といい、栄養素別にDITを比べると、食べたもののカロリーのうちタンパク質は約30％、糖質は約6％、脂質は約4％が熱エネルギーになります。タンパク質を食べるとエネルギーが多く消費され、脂肪になりにくいのです。体が温まると代謝がよくなり脂肪燃焼が促されるというわけです。

タンパク質は脂肪になりにくい

食べ物から摂取したタンパク質は体内でアミノ酸に分解され、筋肉の材料として使われたり、酵素になったり、抗体になったりと、さまざまな形で使われます。

脂肪として蓄積されるのはごくわずかなため、脂肪になりにくいといえます。

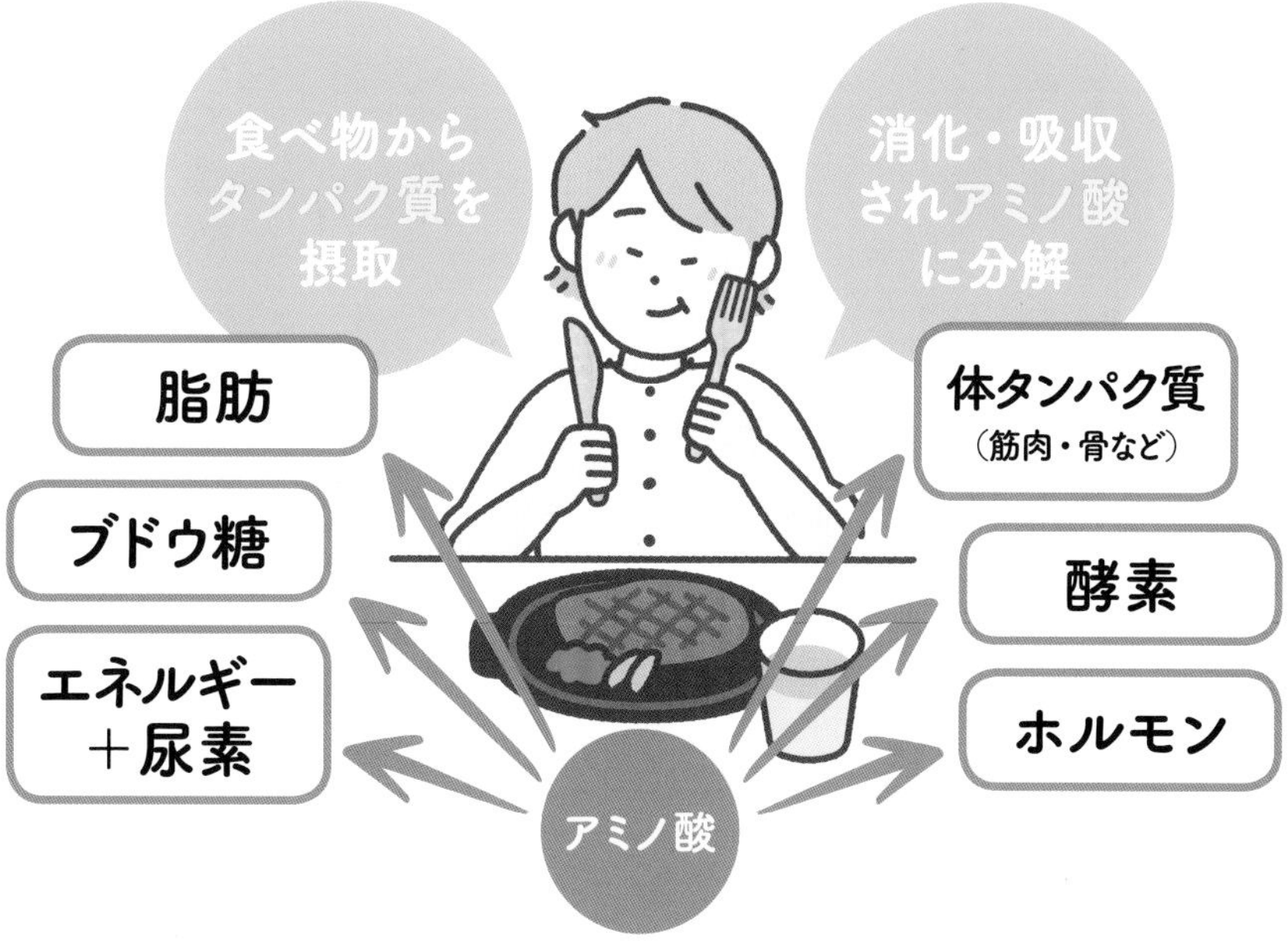

タンパク質は体内で熱エネルギーになる割合が高い

食事をすると体がぽかぽかと温まるのは、DITによって熱が生み出されているからです。同じカロリーの食事をするなら、タンパク質の割合が多いほうが熱として消費されるエネルギーも多くなり、脂肪になりにくいのです。

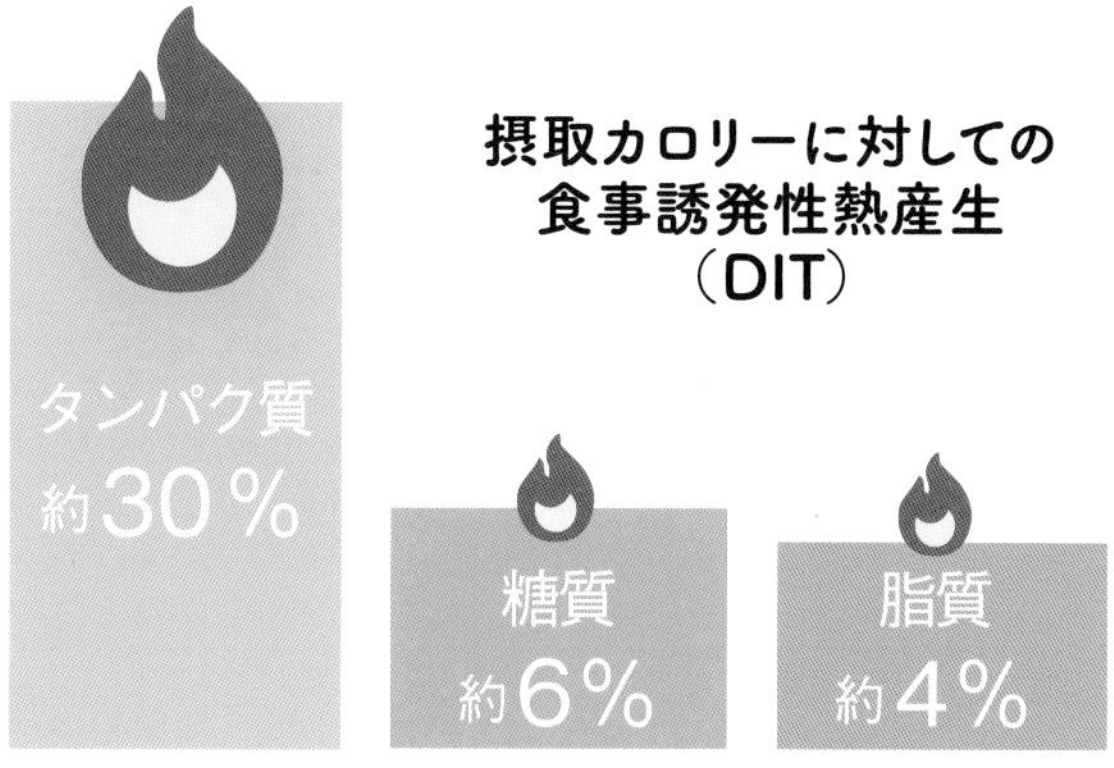

出典：厚生労働省「e- ヘルスネット」

意外と知らない
タンパク質の話

13

糖質制限中のタンパク質不足はリバウンドの可能性大！

糖質制限中こそタンパク質をしっかりと

ダイエットのために糖質制限に取り組んでいる人も多いのではないでしょうか。糖質制限をすると血糖値の急上昇が抑えられ、肥満の予防につながるといわれていますが、その分タンパク質はしっかり摂らないとリバウンドの可能性が高くなってしまいます。糖質は体の主要なエネルギー源です。その糖質を制限すれば、体は当然、エネルギー不足に陥ります。すると、体は体内のタンパク質や脂肪を分解し、エネルギーとします。**タンパク質が貯蔵されている筋肉からタンパク質がエネルギー源として使われ、結果、筋肉は減ってしまいます。**

筋肉の減少は、基礎代謝量の低下にもつながります。基礎代謝は、簡単にいうと、「生きているだけで消費するエネルギー」です。1日の消費エネルギーの6〜7割はこの基礎代謝といわれています。**基礎代謝量のなかでもっとも多くエネルギーを消費するのが筋肉で、全体の約22%を占めています。**したがって、糖質制限にタンパク質不足が重なると基礎代謝が低下し、リバウンドしたり、やせにくくなったりする可能性があるのです。糖質制限中こそ、タンパク質をしっかり摂ることを意識しましょう。

糖質制限をすると……

「簡単で結果も出やすい」と人気の糖質制限ダイエットですが、やり方を間違うとリバウンドの可能性も。
体は1日に必要なエネルギーが不足すると、筋肉のタンパク質を分解してエネルギーをつくろうとします。
そうなると、筋肉量が減り、代謝の悪い体になった結果、
食事を戻そうとしただけで、一気にリバウンドしてしまうのです。

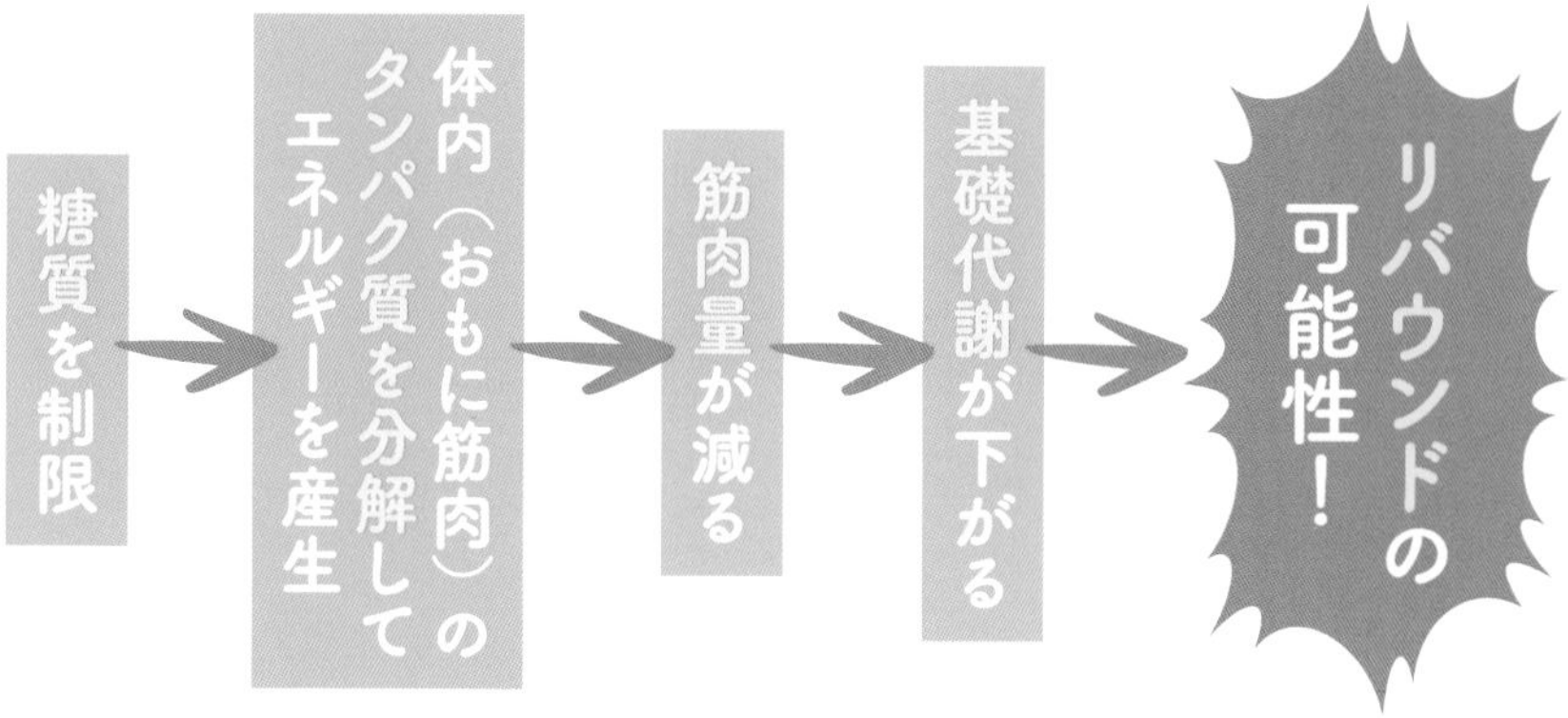

基礎代謝の内訳

基礎代謝とは、体温を維持したり、心臓や肺を動かしたりと、生命を維持するために必要不可欠なエネルギーのことです。筋肉はなかでももっとも多くを占めています。さらにほかの臓器と違って増やすこともできます。だから、筋肉がついて基礎代謝がアップすれば、やせやすく、太りにくい体になるのです。

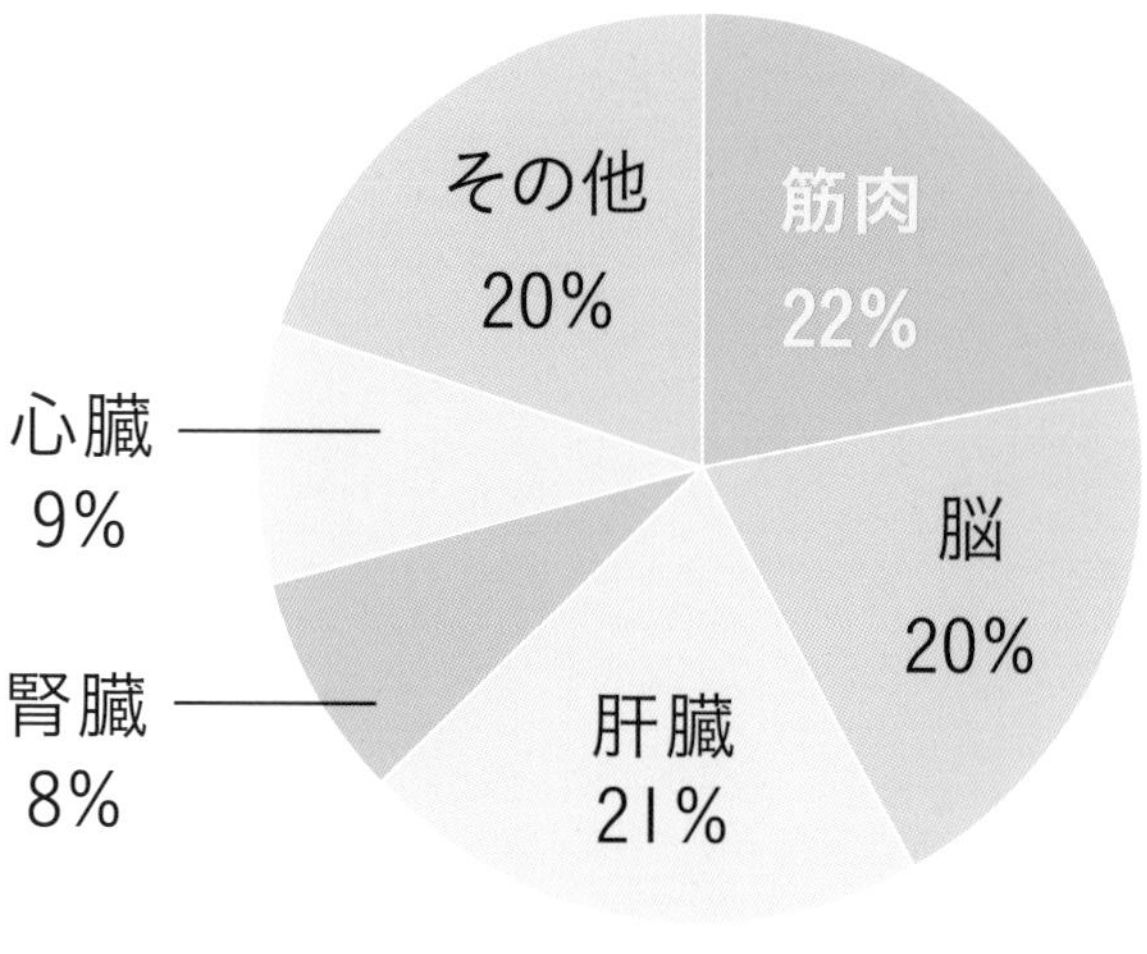

意外と知らない
タンパク質の話

14

一生歩きたいなら、タンパク質で筋肉減少を阻止！

若い人も油断は禁物。「指わっかテスト」でチェック！

筋肉の量は20代をピークに減少し、40歳以降は10年ごとに8～10%ずつ失われます。このように、**全身の筋肉量が減少することを「サルコペニア」**といいます。サルコペニアが進行すると、筋肉や骨、関節などに障害が起こり、やがて、立つ・歩くという動作が困難になる**「ロコモティブシンドローム」**になる可能性もあります。このほか、サルコペニアは心疾患や脳疾患、糖尿病などとの関連が指摘されています。

また、**加齢によって心身のさまざまな能力が低下し、健康障害を起こしやすい状態を「フレイル」**といいますが、フレイルはサルコペニア、ロコモティブシンドロームと深く関連しており、寝たきりになるリスクを高めると考えられています。「一生自分の足で歩きたい」「いつまでも健康でいたい」と願うなら、まずは、十分なタンパク質を摂って筋肉の減少を防ぐことが重要です。

なお、近年は若者の間でもサルコペニアが増えているといわれます。左ページの「指わっかテスト」で指が重なる人は要注意。タンパク質と運動を組み合わせて、筋肉を維持・強化しましょう。

サルコペニアのリスクをチェックしよう

両手の親指と人さし指で輪をつくり、ふくらはぎの一番太いところをつかんでください。

あなたのサルコペニアのリスクがわかります。

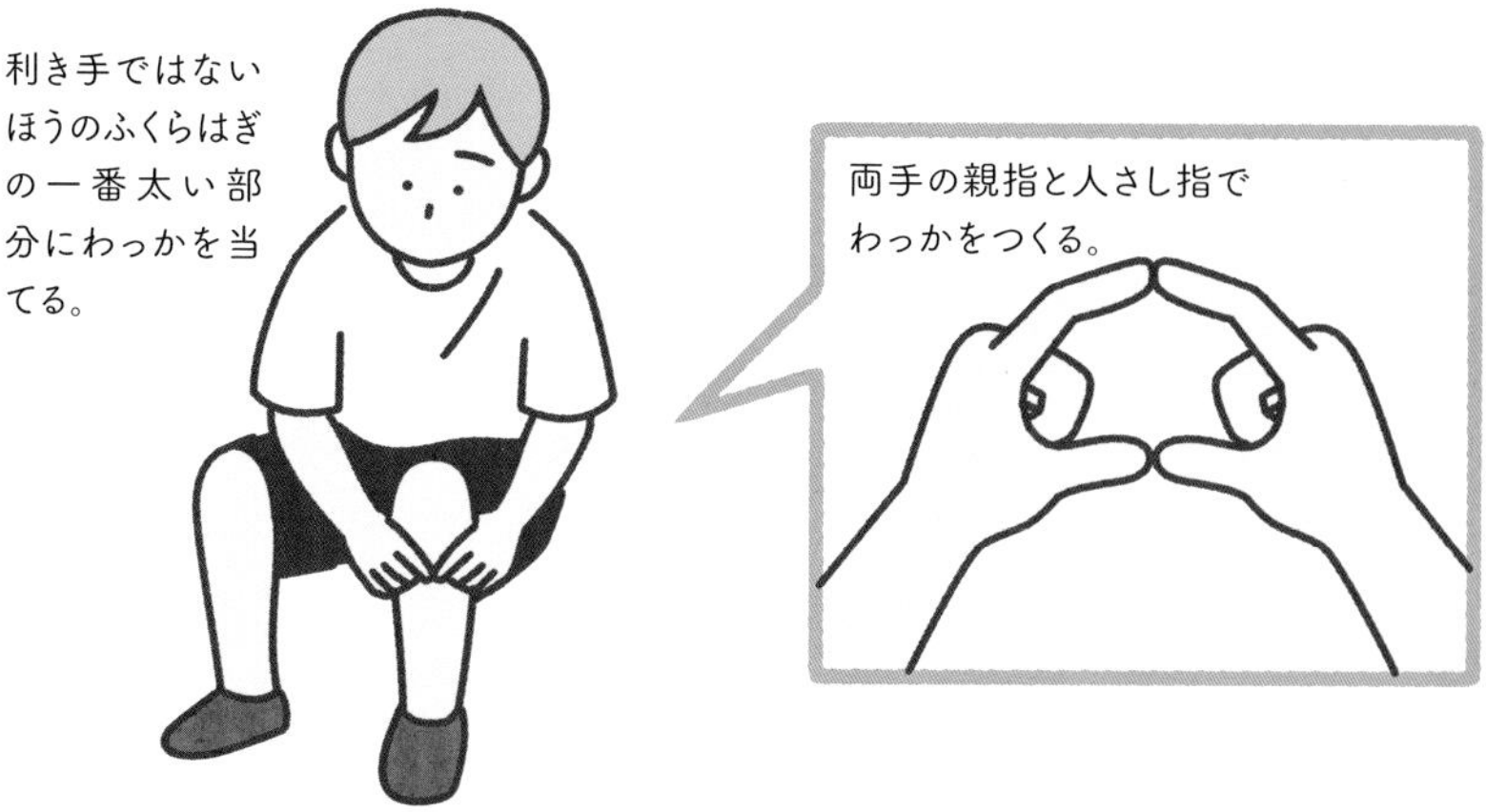

サルコペニアの可能性

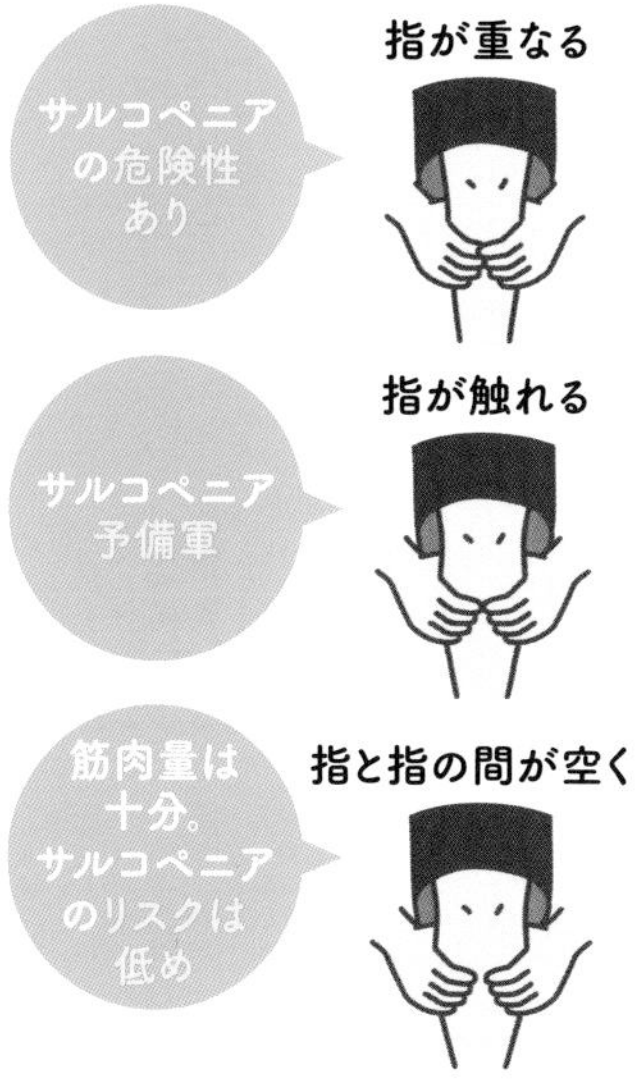
指が重なる
サルコペニアの危険性あり
指が触れる
サルコペニア予備軍
指と指の間が空く
筋肉量は十分。サルコペニアのリスクは低め

筋肉は加齢とともに減少する

健康な人でも筋肉量は20代頃をピークに徐々に減りはじめます。その後、60代後半から急激に減少します。

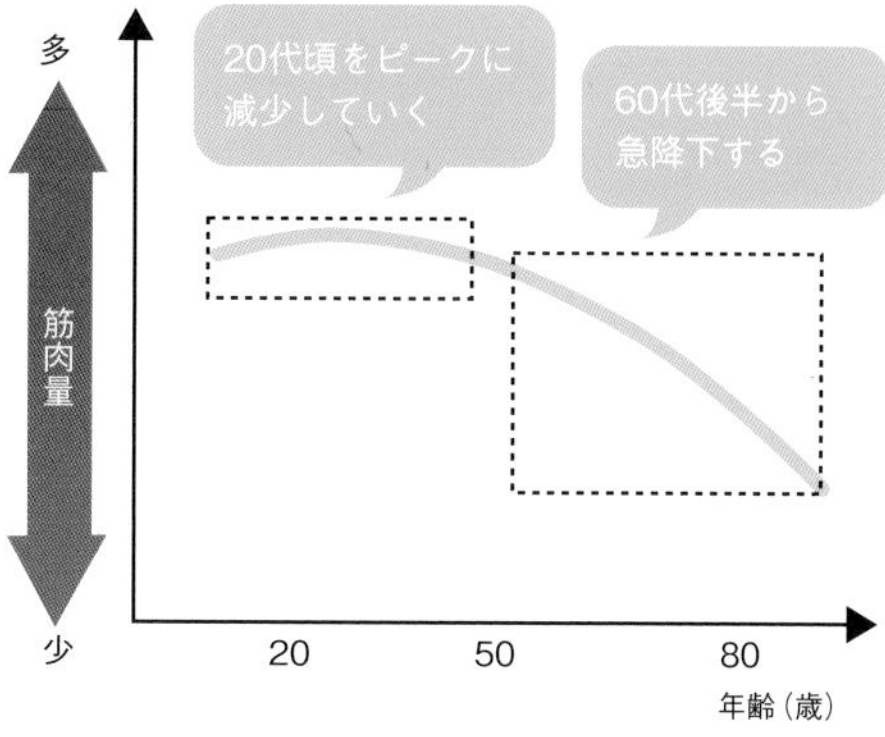

※「指わっかテスト」は、Tomoki T et al. Geriatr Gerontol Int.(2017) を参考にしています。

意外と知らない
タンパク質の話
15

摂り方にも注意！肥満や便秘の可能性も

タンパク質は摂り方次第では肥満の原因に？

タンパク質不足だけではなく、摂り方や摂りすぎなどで健康を害してしまうこともあります。例えば、肉類などはタンパク質が多く含まれていますが、脂質も多め。**摂りすぎればカロリーがオーバーし、肥満の原因に**なります。また、**タンパク質や脂質が中心の食事が続くと、腸内の悪玉菌が増え、腸内環境のバランスが崩れます**。タンパク質を摂るときはさまざまな食材から摂取することを意識し、バランスよく摂るようにしましょう。

Q&A

Q タンパク質を摂りすぎると腎臓に負担がかかるの？

A タンパク質の摂りすぎが、腎臓に負担をかけるという意見もあります。確かに、腎臓の機能が低下した人にはタンパク質の摂取制限が行われることがありますが、「健康な人がタンパク質を摂りすぎて腎臓が悪くなった」という科学的根拠（エビデンス）のある報告もありません。

また、厚生労働省の「日本人の食事摂取基準（2020年版）」でも、摂取制限は明示されていません。適正量を極端に超えて摂取する生活を続けない限りは、それほど心配をする必要はないでしょう。

タンパク質の過剰摂取のリスク

リスク1

腸内環境の悪化

タンパク質や脂質の摂取が増え、ビタミンやミネラルが不足すると、腸内環境のバランスが崩れがち。便秘になったり、免疫力が低下したりする可能性があります。

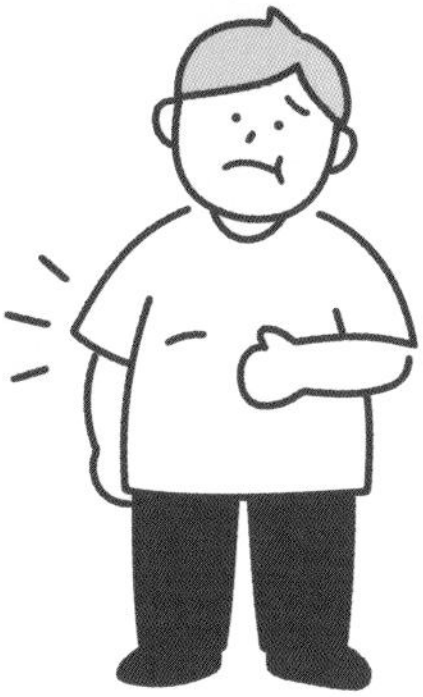

リスク2

肥満

タンパク質は糖質や脂質に比べると太りにくいといえますが（46～47ページ）、たくさん食べすぎれば肥満の原因になります。

豆知識

ホエイプロテインを摂ると食欲が減退する!?

プロテインは、ホエイプロテイン、カゼインプロテイン、ソイプロテインの3つに大別できます（92ページ）。このうち、ホエイプロテインを食事の45分前までに摂取し、それを長期的（3ヵ月以上）に続けると、食欲が抑えられることが明らかになりました（テヘラン大学の研究より）。食欲減退というデメリットがありますが、「適正体重にしたいのに、つい食べすぎてしまう」という人は、食事前にホエイプロテインを摂取する習慣をつけるのもいいかもしれません。

Column 1

筋トレ3ヵ月分の筋肉量は たった2週間で減ってしまう!?

新型コロナウイルスの感染拡大により、多くの人が、筋肉量が低下しているおそれがあります。「外出が減った」「在宅勤務になった」などの理由から、1日の活動量が減っている人は要注意。10人の健康な高齢者を対象に行われた調査では、毎日の歩数を2週間減らした結果、被験者の足の筋肉量は約4%も減少していたそうです。

4%と聞くとたいしたことがないように思えますが、そうではありません。3ヵ月間、一生懸命がんばって筋トレをして増やせる筋肉量が3～4%です。それとほぼ同じ筋肉量がたった2週間で減ってしまうのですから、これは大問題といえるでしょう。

さらに、40代以降、筋肉量は10年ごとに8～10%ずつ減るといわれています。よく「太るのは簡単。やせるのは大変」といわれますが、筋肉に関しては反対で「減らすのは簡単。増やすのは大変」なのです。

では、筋肉量が減ることの何が問題なのでしょうか。一番の問題は、病気のリスクが高まることです。近年の研究で、筋肉量が少ない人は2型糖尿病リスクが高くなることが明らかになりました。また、筋肉量が少ない人は認知症の発症リスクが高くなる、開腹手術をしたときに合併症のリスクが増加するなどの報告もあります。

筋肉をつけておけば、万が一のときの備えになります。このコロナ禍で活動量が減っている自覚がある人は、筋肉量まで減ってしまわないよう、タンパク質の摂取と運動に積極的に取り組むようにしましょう。

2章

タンパク質の性能と機能

「そもそもタンパク質って何？」と疑問に思っている方のために、本章では、タンパク質の物質としての機能や体内での働きを解説していきます。タンパク質を上手に摂るためにも、まずはタンパク質の基礎をおさえておきましょう。

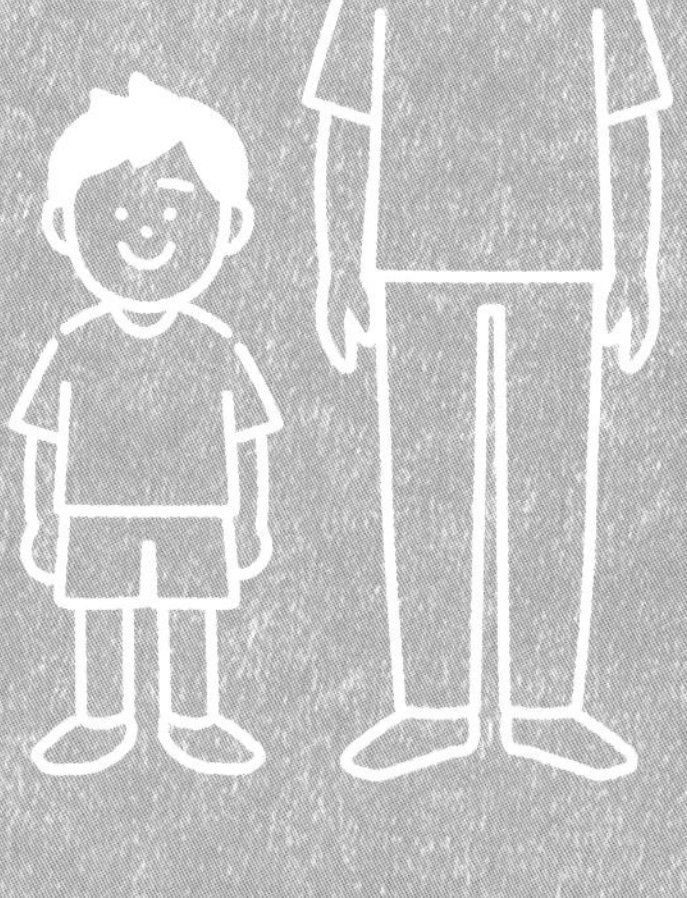

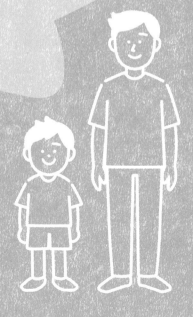

タンパク質の
性能と機能
1

タンパク質の正体は50～数百万個のアミノ酸

わずか20種のアミノ酸から約10万種のタンパク質ができる

タンパク質の大きさは、わずか数ナノメートルです。1ナノメートルは100万分の1ミリメートル。肉眼で見えないのはもちろん、最高性能の電子顕微鏡を用いても、細かいところまでは見えません。そのため、タンパク質がどのような形をしているのかは長年の謎でした。しかし、19世紀後半から20世紀初頭にかけて解析が可能となり、**タンパク質は〝ひも〟のようなものがらせん状になったり、折りたたまれたり、球状に丸くなったりしている**ことがわかったのです。タンパク質の〝ひも〟は、アミノ酸が50～数百万個つながってできています。タンパク質とアミノ酸を別物だと思っている人もいるかもしれませんが、実はタンパク質はアミノ酸でできているのです。タンパク質の仲間にアミノ酸が2～49個程度つながった「ペプチド」があります（58ページ）。**ヒトのタンパク質を構成するアミノ酸は20種しかありません**。20種のアミノ酸は、その種類や数、並び方の違いによってさまざまな種類のタンパク質をつくり出します。その数はなんと約10万種！　無数ともいえる数のタンパク質がたった20種のアミノ酸の組み合わせでできているとは驚きですよね。

タンパク質の大きさ

タンパク質の大きさは数ナノメートル、1ナノメートルは100万分の1ミリメートルです。

といっても、ピンとこない方が多いかもしれません。下の図は、微生物の相対的な大きさを示しています。

タンパク質の小ささに驚いた人も多いのではないでしょうか。

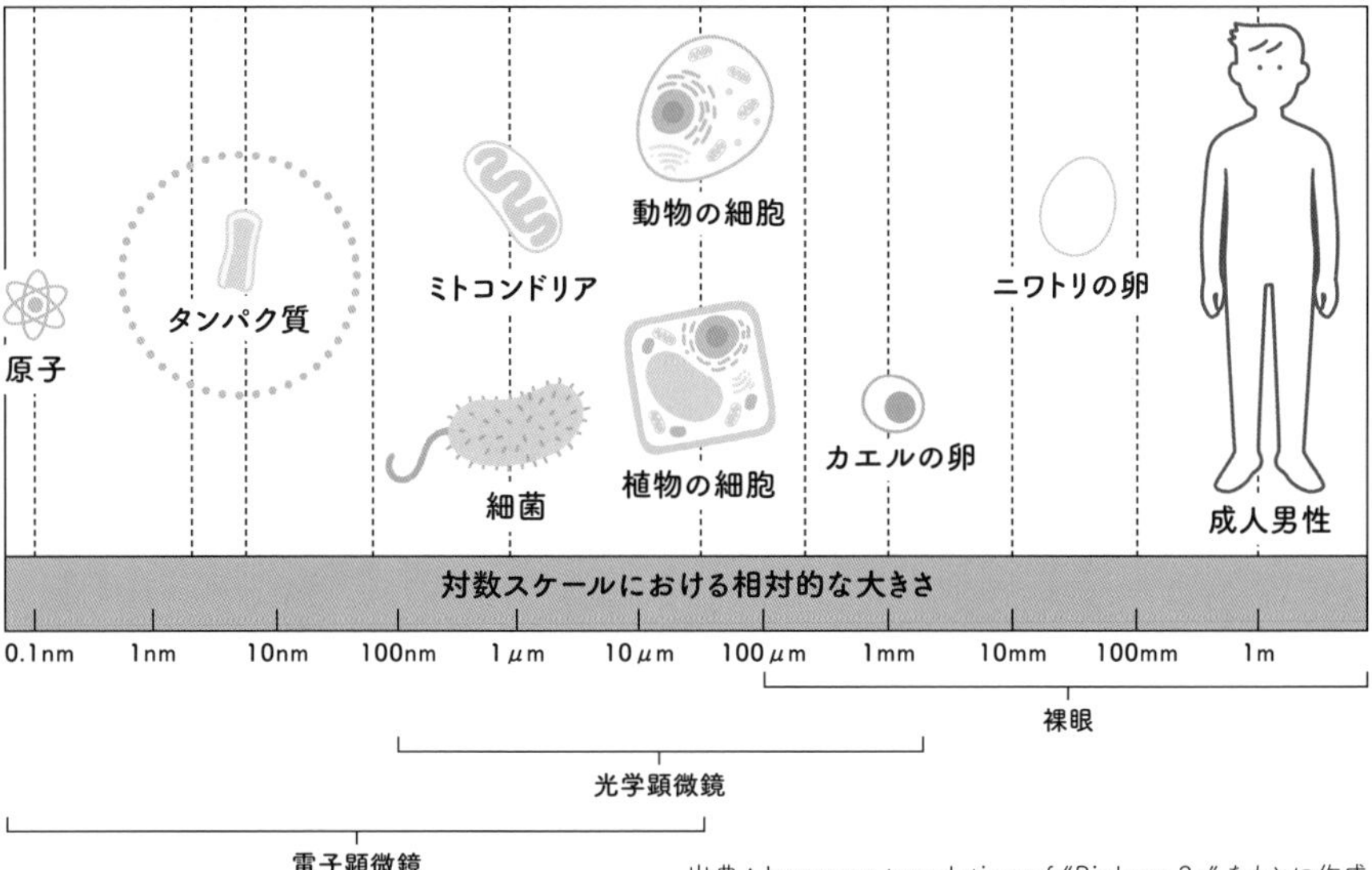

出典：Japanese translation of “Biology 2e” をもとに作成

タンパク質の形

タンパク質は、アミノ酸が50～数百万個つながった〝ひも〟のようなものでできています。ひもがらせん状になっているタンパク質もあれば、折りたたまれたようになっているタンパク質もあり、さまざまな形があります。

繊維状 コラーゲンなど

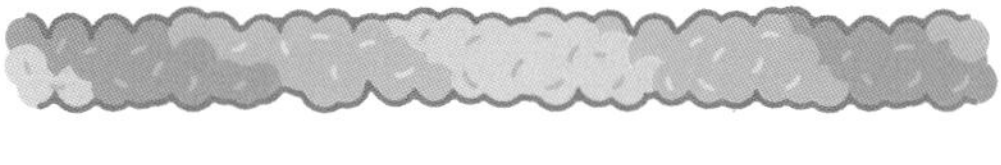

球状

ミオグロビンなど

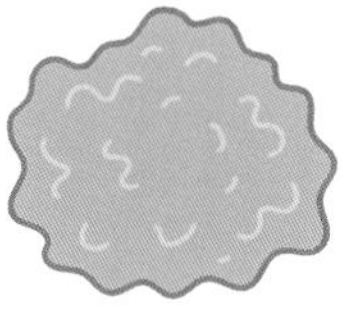

繊維状 球状

キネシンなど

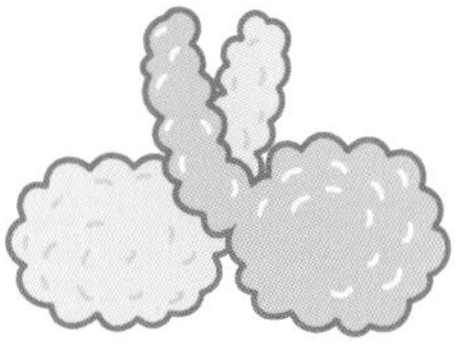

タンパク質の
性能と機能

2

人体にあるアミノ酸のうち9種類はヒトの体ではつくれない

体でつくれない必須アミノ酸と体でつくれる非必須アミノ酸

56〜57ページで説明したように、私たちの体には20種類のアミノ酸が存在しています。そのうち、体内で十分に合成されない9種類を**「必須アミノ酸」**といいます。必須アミノ酸は、食事から摂取しなければいけません。

残りの11種類は**「非必須アミノ酸」**といい、ほかのアミノ酸からつくることができます。しかし、〝必須ではない〟からといって、摂取しなくていいというわけではないので注意しましょう。

Check

タンパク質、ペプチド、アミノ酸それぞれの違い

① **タンパク質**
アミノ酸が50個以上、鎖状に結合したものをいいます。

② **ペプチド**
2個〜49個程度のアミノ酸がつながったものです。

③ **アミノ酸**
タンパク質の最小単位です。ヒトの体を構成するアミノ酸は20種あります。

体をつくるアミノ酸20種類

体でつくれない9種類 必須アミノ酸

イソロイシン BCAA 筋肉を強化し、成長を促す。神経や肝臓の働きを助ける作用も	**ロイシン** BCAA 筋肉を強化したり、肝臓の働きを高めたりする	**バリン** BCAA 筋肉を強化し、成長を促す。血液中の窒素量を調整するなどの働きも
メチオニン 抗うつ効果や、アレルギーによる体のかゆみを抑える効果がある	**フェニルアラニン** ドーパミンなど神経伝達物質の材料になる。血圧を上昇させる作用も	**スレオニン** トレオニンともいい、肝臓に脂肪がつくのを防ぎ、成長を促す
トリプトファン セロトニンなどの脳内物質の材料になる。鎮痛作用があり、免疫力を高める	**リジン** 成長を促し、体の組織の修復に関わる。抗体などの材料にもなる	**ヒスチジン** 幼児の体では合成できないアミノ酸。幼児の発達に必要となり、神経機能を補助する

体でつくれる11種類 非必須アミノ酸

チロシン ドーパミンなどの神経伝達物質やノルアドレナリンなどのホルモンの材料になる	**システイン** 毛髪や体毛に多く含まれるアミノ酸。黒いメラニン色素の産生を抑える	**アスパラギン酸** エネルギー源として利用されやすいアミノ酸。新陳代謝を促し、疲労回復効果がある
アスパラギン アスパラガスから見つかったアミノ酸。アスパラギン酸から合成され、新陳代謝を向上させる	**セリン** 脳の神経細胞などの材料になる。美肌効果や睡眠を改善する効果がある	**グルタミン酸** 脳や神経の働きを助ける。疲労回復効果も。だしのうまみのもとでもある
グルタミン 胃や腸管を守る。筋肉のなかにも豊富に含まれる。おもに筋肉の合成などに関わる	**プロリン** コラーゲンの材料になるほか、天然保湿成分（NMF）として肌にうるおいをもたらす	**グリシン** コラーゲンの3分の1を構成するアミノ酸。運動・感覚など体の調整を行う働きもある

アラニン 肝臓のエネルギーとして利用されるほか、糖を合成する材料にもなる	**アルギニン** 血管を広げて血液を通りやすくするのを手伝ったり、成長を促してくれるアミノ酸

タンパク質の性能と機能

3

食べ物のタンパク質が体内で使われるまでの道のり

アミノ酸に分解してから新しいタンパク質をつくる

食べ物から摂取したタンパク質は、体内でそのまま使われるわけではありません。いったんアミノ酸に分解されてから、再び新しいタンパク質に生まれ変わります。なぜ、このようにまわりくどいプロセスを経るのかといえば、**食べ物に含まれるタンパク質のままでは小腸で吸収できない**からです。

食べ物に含まれるタンパク質は、まず胃でペプシンという消化酵素によってある程度の大きさに分解されます。タンパク質の正体はひも状につながったアミノ酸です。そのひもをハサミで大まかにカットするイメージです。カットされたタンパク質は十二指腸に送られ、消化酵素トリプシンによってさらに細かくされます。その後、小腸で消化酵素ペプチダーゼの働きによってアミノ酸となり、吸収されます。吸収されたアミノ酸は肝臓を経由して全身の細胞へ。**細胞はアミノ酸から新しいタンパク質を合成し、それが筋肉の材料になったり、エネルギー源になったりします。**

こうしたタンパク質の合成・分解は、毎日休むことなく行われています。だからこそ、タンパク質は毎日摂取することが重要です。

食べ物が体を構成するタンパク質になるまで

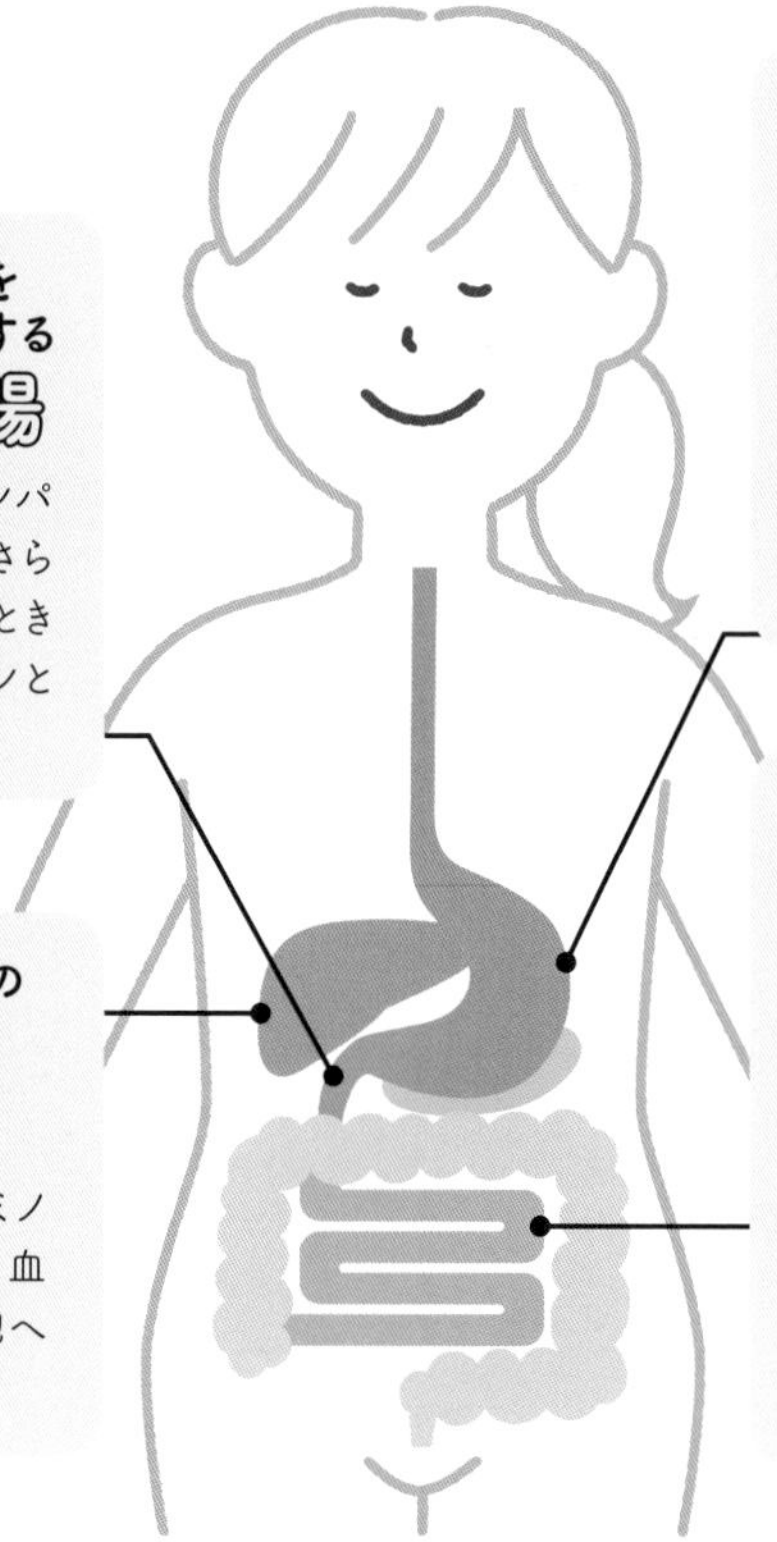

1 タンパク質をカットする

胃

食べ物が胃に送られてくると、ペプシンという消化酵素がアミノ酸のつなぎ目をカットし、タンパク質を細かくします。

2 タンパク質をさらに細かくする

十二指腸

細かくカットされたタンパク質は、十二指腸でさらに分解されます。このときに働くのが、トリプシンという消化酵素です。

3 タンパク質からアミノ酸に

小腸

小腸にたどり着いたタンパク質は、消化酵素ペプチダーゼによってさらに分解され、アミノ酸になります。アミノ酸になったところで、栄養分として吸収されます。

4 全身の細胞のもとに運ぶ

肝臓

小腸で吸収されたアミノ酸は肝臓へと運ばれ、血液にのって全身の細胞へと届けられます。

5 新しいタンパク質に

細胞

細胞内の核にはタンパク質の設計図が記されています。細胞はこの設計図をもとにアミノ酸を組み合わせ、新しいタンパク質をつくります。

タンパク質の
性能と機能
4

アミノ酸スコアをチェックして「質のよいタンパク質」を摂ろう

何を食べようか迷ったら アミノ酸スコアが高い食品を

必須アミノ酸（59ページ）が、食品中にどのようなバランスで、必要量の基準に対してどの程度含まれているのかを示す値が**「アミノ酸スコア」**です。**アミノ酸スコアは、必要量をすべて満たしている場合は100**となります。食品中の必須アミノ酸の数値がバラバラで、ある必須アミノ酸の数値が100、ほかが100に達しない場合は、一番低い数値がその食品のアミノ酸スコアになります。9つのアミノ酸は一番低いところに合わせて使われ、ほかは余ってしまうのです。

つまり、「良質なタンパク質を摂ろう」といわれますが、アミノ酸スコアが100に近い食品が「良質なタンパク質」といえます。肉や魚（貝類・甲殻類は除く）、卵などの動物性タンパク質（78〜79ページ）の多くはスコアが100を満たしており、「良質なタンパク質」の代表といえます。したがって、**タンパク質を効率よく摂りたいなら、肉や魚、卵など、良質なタンパク質を優先して摂るといい**でしょう。ただし、アミノ酸スコアが低い食品も、スコアの高い食品と組み合わせて必須アミノ酸の不足を補うようにすれば問題ありません。

アミノ酸スコアのイメージ

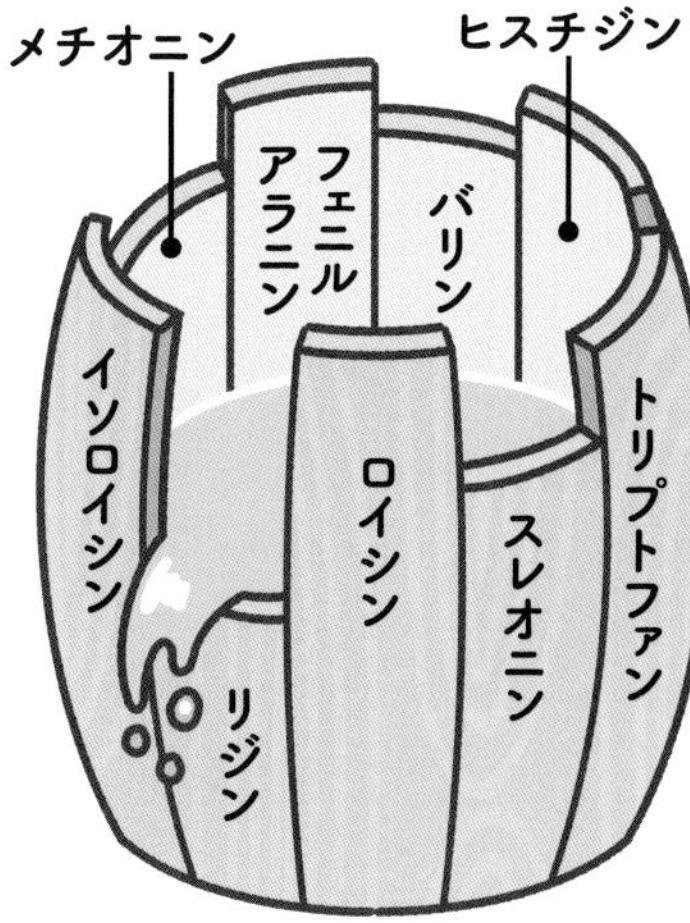

アミノ酸スコアが低いと、十分なタンパク質を生成できない

左の図は、ある食品に含まれる9種類の必須アミノ酸それぞれのスコアを1枚の板で表し、桶に見立てたものです。図では、リジンの板がもっとも短く、スコアがもっとも低いことを表しています。

この場合、リジンのスコア分しか使われず、ほかのアミノ酸は流れ出しムダになってしまうというわけです。リジンのスコアが30なら、**この食品のアミノ酸スコアは30**になります。

食品のアミノ酸スコア

アミノ酸バランスのよい食事を摂るためには、
アミノ酸スコアを考えながら食材を組み合わせることが大切です。
どのような食品が、アミノ酸スコアが高いのか確認しましょう。

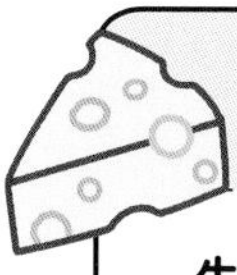

アミノ酸スコア 100

牛肉　卵
豚肉　大豆
鶏肉　豆腐
あじ　チーズ
いわし　ヨーグルト
えび　牛乳
など

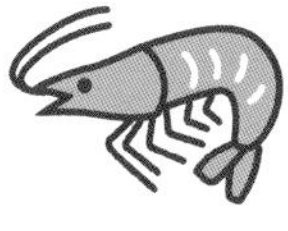

アミノ酸スコア 99-90

らっかせい　米
キャベツ　オレンジ
ながいも
など

アミノ酸スコア 79-70

くるみ　チンゲンサイ
ごま　すもも
アーモンド
など

アミノ酸スコア 89-80

ごぼう　もち
トマト　そば
うめ
など

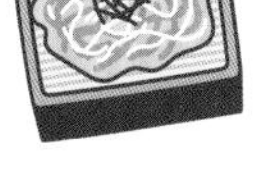

アミノ酸スコア 69以下

とうもろこし　グレープフルーツ
しょうが　メロン
れんこん
など

タンパク質の
性能と機能
5

タンパク質は私たちの生命をコントロールしている!?

遺伝子はタンパク質の「設計図」のことだった

私たちの体は、60兆個の細胞からできています。一つひとつの細胞には「核」と呼ばれる小さな器官があり、そのなかにはDNAが収められています。このDNAは遺伝情報の「本体」ともいわれますが、遺伝情報を持っている部分と、持っていない部分があり、このうち、遺伝情報を持っている部分を「遺伝子」と呼びます。DNAと遺伝子の関係をDVDに例えると、DNAは「DVDそのもの」、遺伝子はDVDに記録されている「情報」といったところです。

では、遺伝子はどんな情報を持っているのでしょうか。それは、アミノ酸の配列情報です。56〜57ページでお話ししたように、アミノ酸は、タンパク質の構成成分です。タンパク質の種類は、構成するアミノ酸の種類・数・並ぶ順序によって決まります。つまり**遺伝子とは、「タンパク質の設計図」のこと**なのです。

細胞内では、**遺伝子の設計図をもとに「転写」「翻訳」という2つのプロセスを経て、タンパク質が合成され、それが人体のあらゆるところで活躍しています**。タンパク質は、すなわち、人体の道しるべでもあるのです。

遺伝子はタンパク質の設計図

私たちの体は60兆個の細胞からできています。筋肉や骨、血液などもすべて細胞です。
形も働きも異なる多くの細胞がきちんと働くためには「設計図」が必要となり、
その設計図となるのが「遺伝子」です。

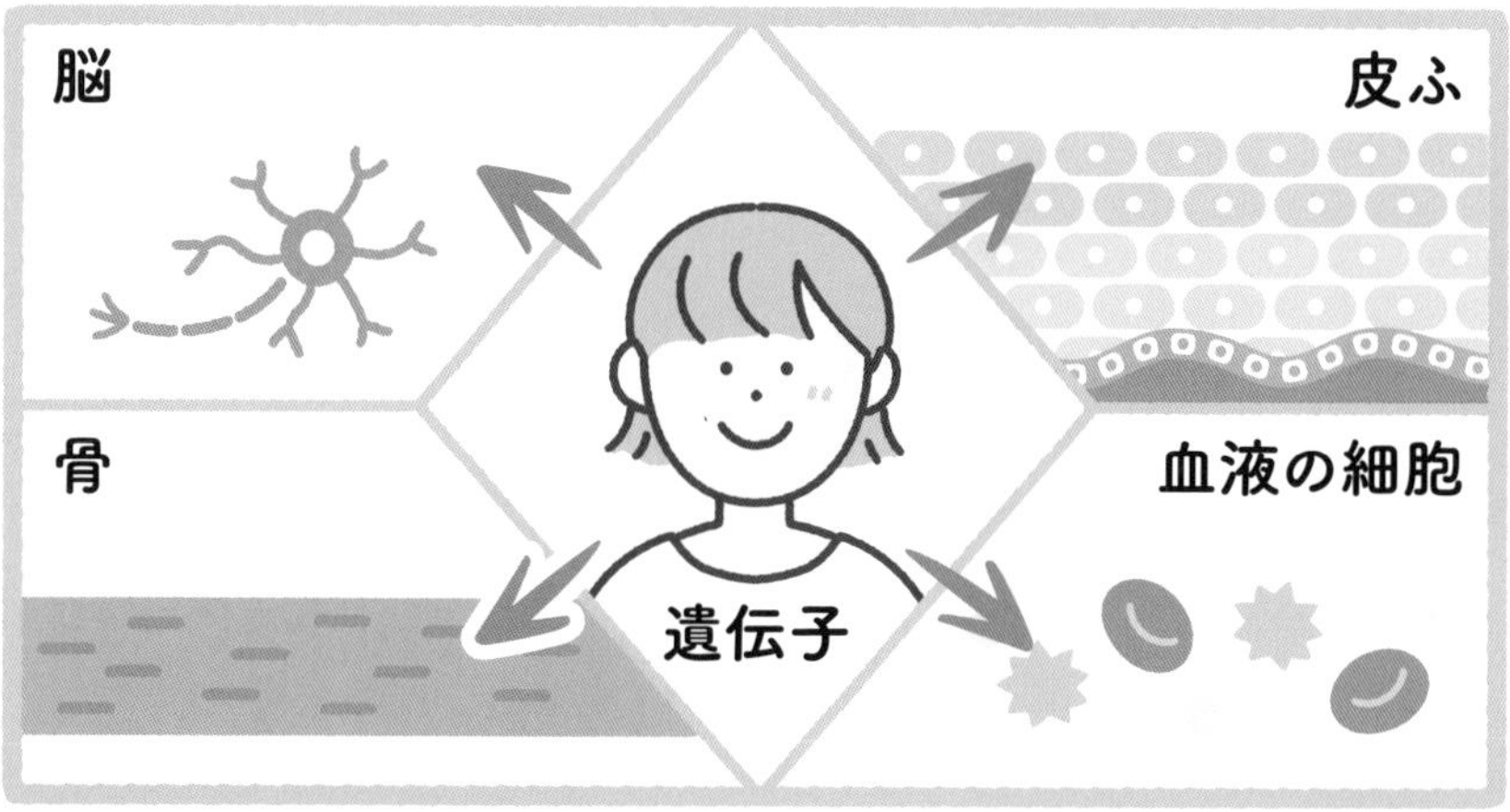

遺伝子の情報によってタンパク質がつくられる

細胞のなかにある「核」という器官にDNAが収められており、
DNAに記された遺伝子の情報に基づいてタンパク質が合成されています。

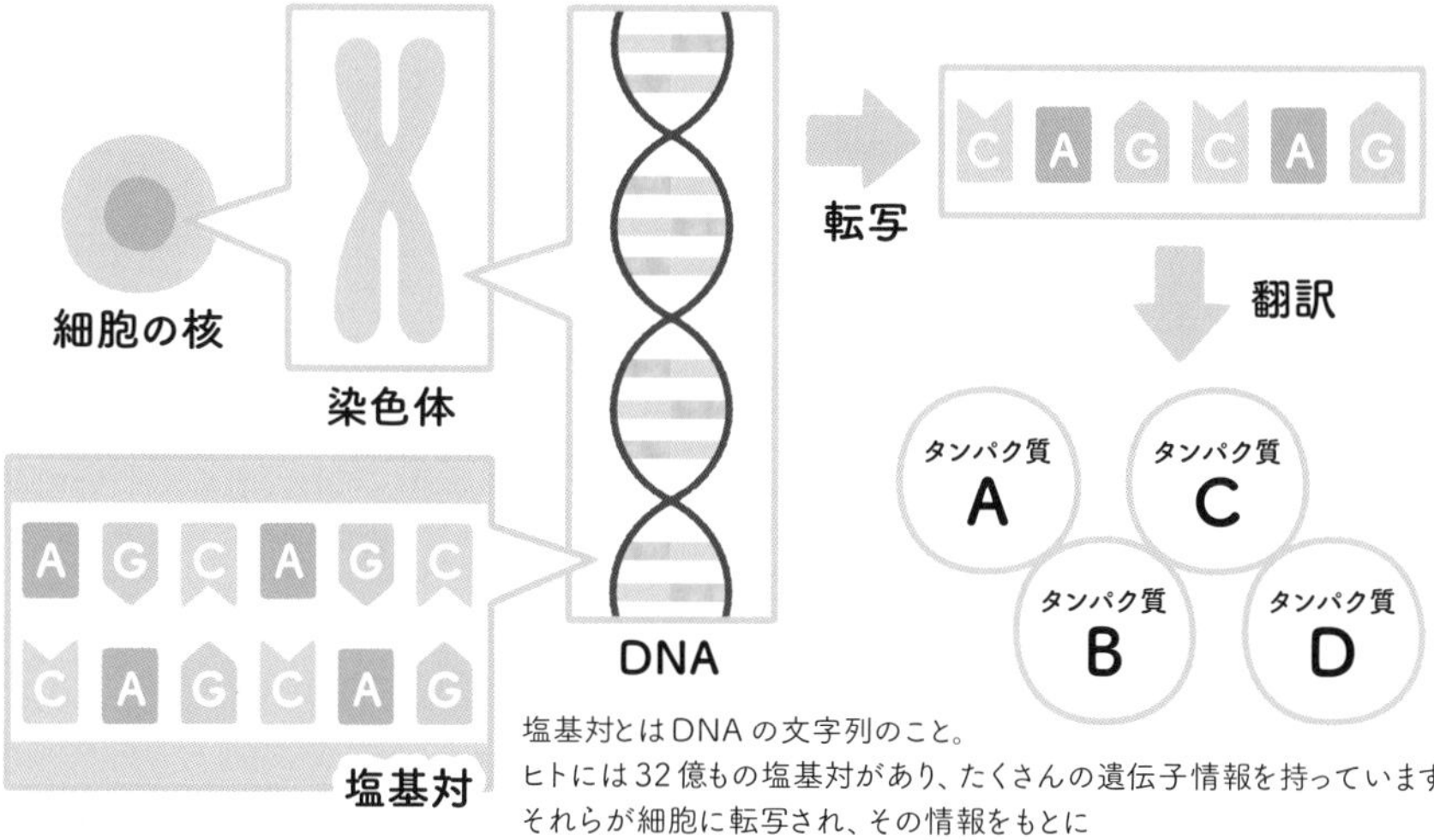

塩基対とはDNAの文字列のこと。
ヒトには32億もの塩基対があり、たくさんの遺伝子情報を持っています。
それらが細胞に転写され、その情報をもとに
体内の組織（タンパク質）がつくられるのです。

タンパク質の性能と機能

6

筋肉からコラーゲンまでタンパク質の代表的な役割とは

タンパク質は体のあらゆる場所で活躍

タンパク質は、骨格筋という運動をするために欠かせない筋肉に多く存在しており、その量は、**体内の総タンパク質の約65%**にもなるといわれます。**残りの約35%は、骨や血液、内臓など、体のあらゆる場所で働いています**。例えば、髪の毛や爪はタンパク質でできており、美肌に欠かせないといわれるコラーゲンも、実はタンパク質からできているのです。

また、タンパク質は体をつくるパーツになるだけでなく、気持ちを落ち着かせたり、血糖値を下げたり、栄養や酸素を運んだりする役割も担っています。美しい景色を見られるのも、食べ物をおいしいと感じられるのも、タンパク質の働きがあってこそ。糖質が不足している状態になると、タンパク質は糖質に代わってエネルギー源にもなります。ヒトが生きるのに必要なほとんどすべての機能に関わっているのが、体のタンパク質なのです。まさに八面六臂《はちめんろっぴ》の活躍です。

タンパク質の働きを知ることは、自分の体を知ることです。次ページからは、タンパク質のおもな機能を詳しく紹介していきます。これを機に、ぜひ覚えておきましょう。

タンパク質の各部位での働き

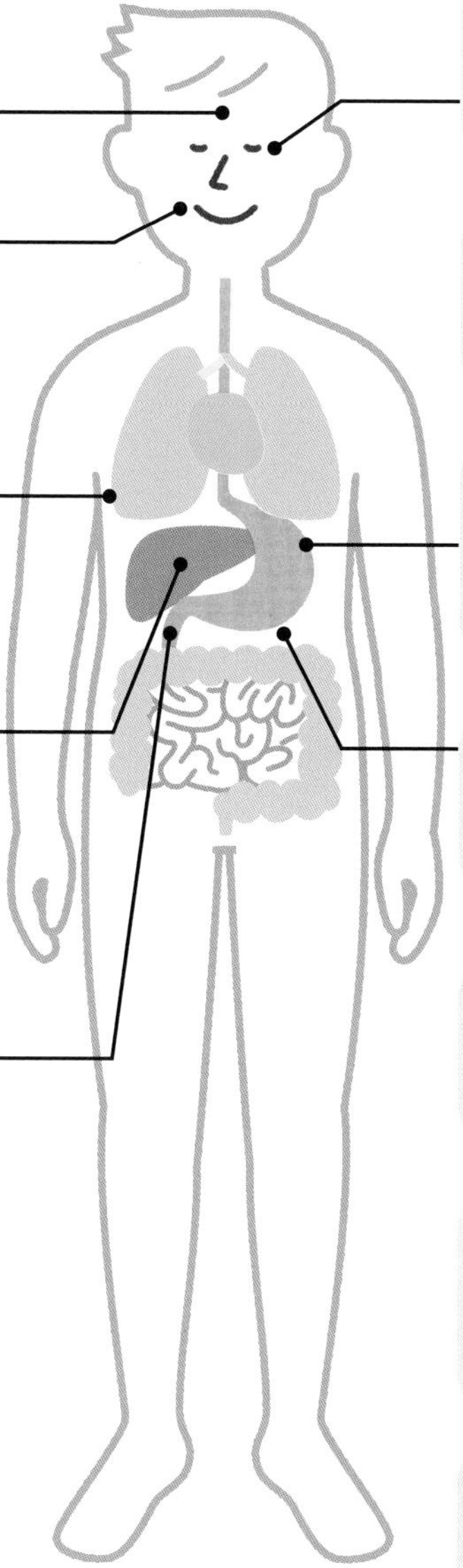

脳

「幸せホルモン」とも呼ばれる「セロトニン」や「ドーパミン」の材料はタンパク質です。

口腔

だ液に含まれる「リゾチーム」という酵素はタンパク質からなり、抗菌作用があります。

肺

酸素と二酸化炭素の交換を助ける「炭酸脱水酵素」は、タンパク質からできています。

肝臓

アルコールを分解する「アルコール分解酵素」はタンパク質からなります。

十二指腸

タンパク質を分解する消化酵素「トリプシン」は、タンパク質からできています。

肌

肌のハリを生み出す「コラーゲン」はタンパク質の一種です。

血液

酸素を全身に運ぶ「ヘモグロビン」ほか、血中で脂肪やホルモンを運ぶ物質もタンパク質です。

目

目の奥にある水晶体は「クリスタリン」というタンパク質の一種です。

舌

舌にある「受容体」というタンパク質が味を感知しています。

胃

タンパク質を分解する「ペプシン」という消化酵素は、タンパク質からできています。

すい臓

血糖値を下げるホルモン「インスリン」はタンパク質です。

爪・髪

爪・髪の主要成分である「ケラチン」はタンパク質の一種です。

筋肉

筋肉を構成する筋原線維は「ミオシン」、「アクチン」というタンパク質で構成されています。

免疫

体に侵入した異物と戦う免疫細胞も、免疫細胞がつくる武器「抗体」もタンパク質です。

6-1 筋肉の素材になる

2種のタンパク質が筋肉を収縮させることで体は動く

筋肉には**平滑筋**《へいかつきん》と**横紋筋**《おうもんきん》の2種類があります。平滑筋は内臓や血管壁に存在する筋肉。横紋筋は心筋と骨格筋に分けられ、心筋は心臓を構築する筋肉です。一方、骨格筋は骨に付着して、収縮（・伸展）することで関節を動かす筋肉です。本書でいう「筋肉」は、この骨格筋を指します。**座る・立つ・歩く・ものを投げるといったあらゆる動作は、骨格筋の収縮により可能**となります。

骨格筋は筋線維という長いロープのようなもので構成されており、筋線維のなかには、筋原線維という細長い糸状のものがぎっしり詰まっています（左ページ下図）。この**筋原線維を構成しているのが、アクチン、ミオシンの2種類のタンパク質**です。アクチンでできている細い線維をアクチン線維、ミオシンでできている太い線維をミオシン線維といいます。ミオシン線維がアクチン線維にくっついて引っぱることで筋肉は収縮します。

例えば、何かを持ち上げようとしたとき、まずは脳が体に運動の指令を出します。すると、神経伝達物質を介して骨格筋に指令が伝わり、アクチン線維とミオシン線維が働いて、ひじの関節まわりの筋肉の一部が収縮。腕を曲げて荷物を持ち上げることができるというわけです。

筋肉の構成成分の割合

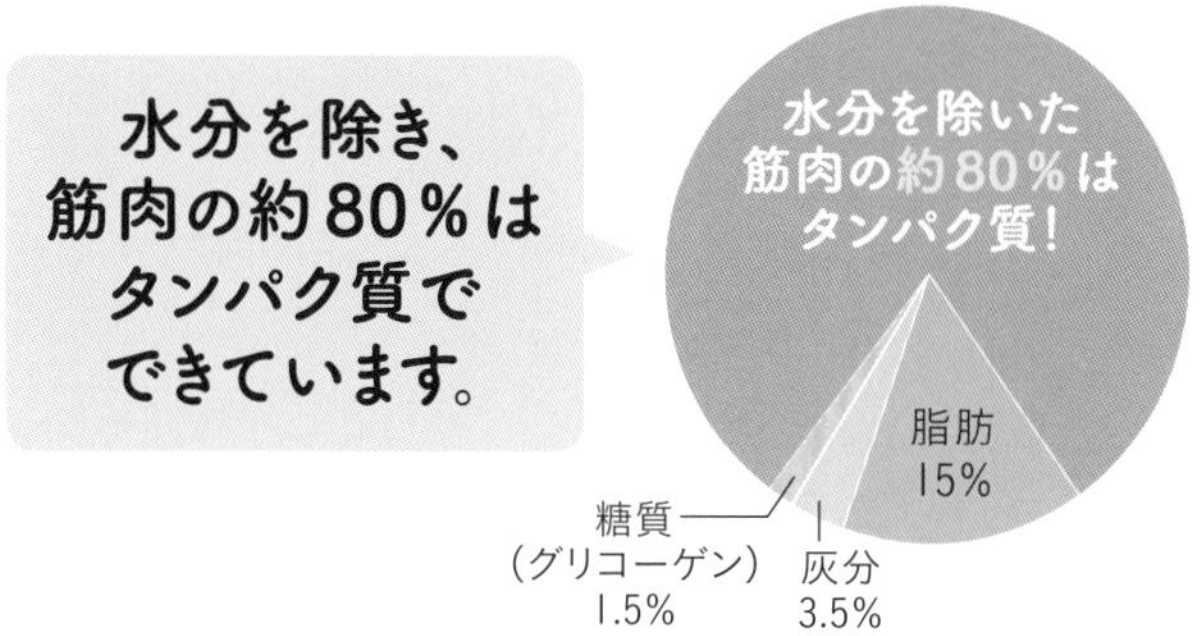

筋肉の構造

筋肉は筋束というものが集まってできています。さらに筋束は1つひとつが筋線維というロープ状のものの集まり。運動をして筋肉が大きくなるのは、おもに、筋線維の1本1本が太くなることで起こります。筋線維は筋原線維という糸の集まりです。ミオシンとアクチンというタンパク質でできた線維は糸のなかに並んで入っています。なお、44 ～45ページで触れたBCAA（バリン、ロイシン、イソロイシン）は、アクチンとミオシンの主成分です。

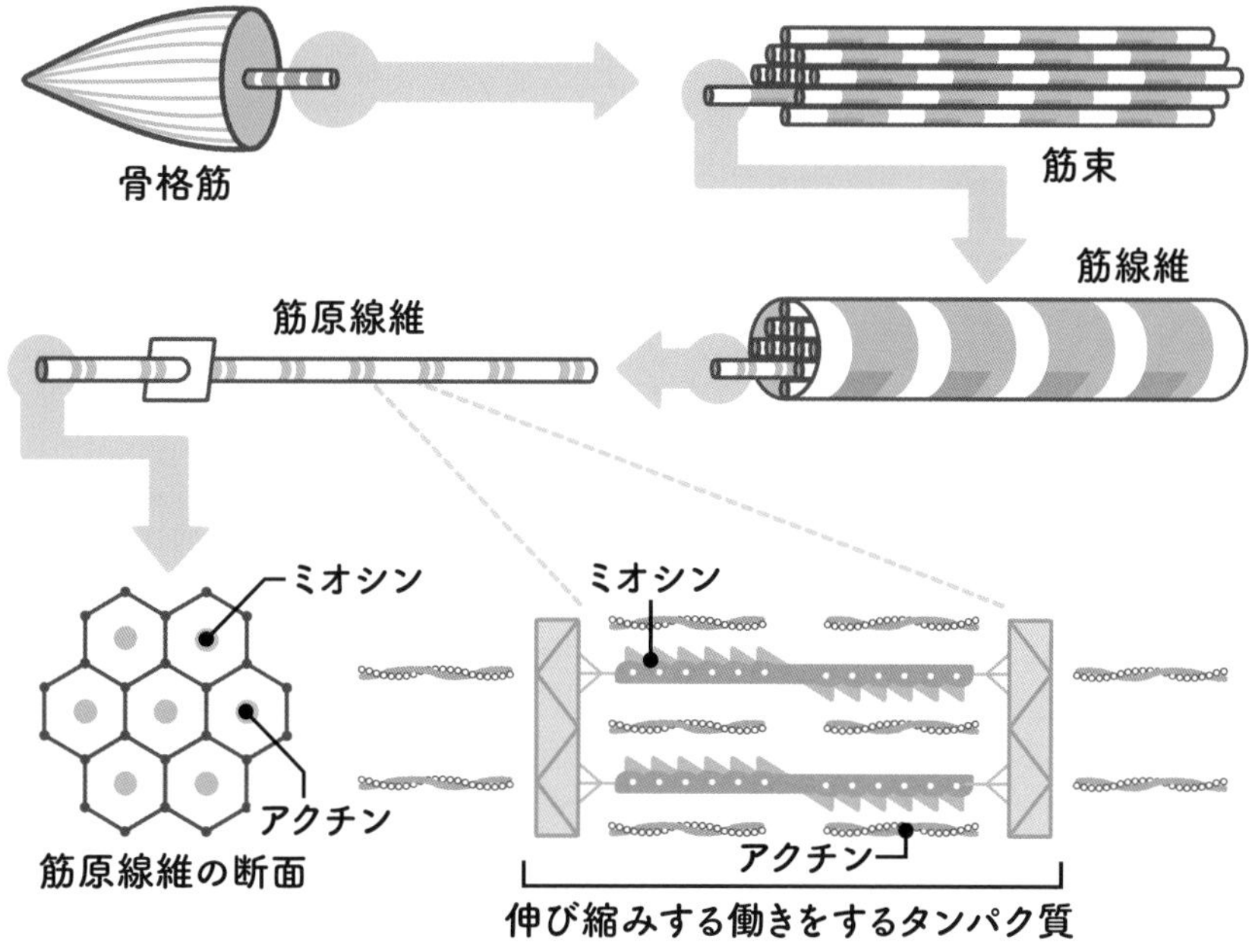

6-2 代謝のサポート

約5000種の酵素があらゆる代謝をサポート

食べ物から摂取した栄養素は、消化吸収された後、体を構成する物質になったり、エネルギーになったりします。このように、**体のなかでは物質を合成したり、分解したりする化学反応が常に起こっています。この体内での化学反応をまとめて「代謝」といいます**。

代謝がスムーズに行われるよう、サポートしているのが酵素です。**体内には約5000種の酵素があるといわれ、呼吸、消化吸収、排泄、代謝の調節などあらゆる機能に関わっています**。

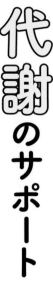

酵素には、食べ物の消化に関わる「消化酵素」とあらゆる生命活動に関わる「代謝酵素」の2つがあります。例えば、私たちが呼吸で二酸化炭素を排出できるのは、炭酸脱水酵素の手助けのおかげ。食べ物を消化できるのは、胃や腸で、消化酵素が食べ物から摂取した糖質、タンパク質、脂質などを分解してくれているからです。

そして、**ほとんどの酵素はタンパク質**です。タンパク質の摂取が十分でなければ、体内でつくり出される酵素の量が少なくなり、体のあちこちで不調が起こる可能性もあります。体の調子を整えるためにも、1食20gを目安にタンパク質をしっかり補給しましょう。

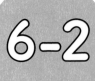

人体の酵素の種類

ヒトの体内に存在する酵素には、大きく「消化酵素」「代謝酵素」があります。

消化酵素

食べ物の消化に関わる酵素です。消化酵素は、デンプンをブドウ糖に分解するアミラーゼ、タンパク質をアミノ酸に分解するプロテアーゼ、脂質を脂肪酸とグリセロールに分解するリパーゼに大別できます。プロテアーゼには、胃で分泌されるペプシン、十二指腸で分泌されるトリプシン、小腸で分泌されるペプチダーゼなどがあります。

代謝酵素

消化酵素によって分解された栄養素をエネルギーに変える働きがあり、運動や呼吸、肌の新陳代謝などあらゆる生命活動に関わる酵素です。古くなった細胞を壊したり、新しい細胞を産生したりするのも代謝酵素の働きによります。

酵素は体外でも活躍

酵素は、私たちの体の外でも活躍しています。例えば、洗剤には、消化酵素のアミラーゼ、プロテアーゼ、リパーゼなどが添加されています。また洗剤だけではなく脱毛剤や歯みがき粉などにも酵素が入っているものもあります。

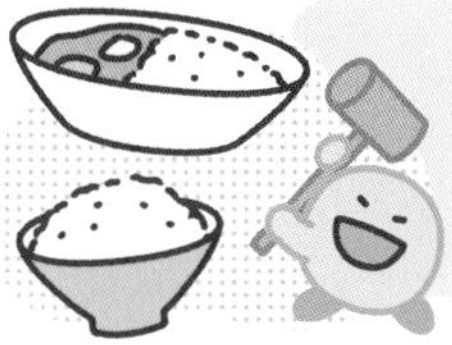

アミラーゼ

デンプンを分解する酵素。お米やカレーなどに含まれるデンプン質の汚れを分解します。

プロテアーゼ

タンパク質を分解する酵素。垢《あか》や血液などのタンパク質汚れを分解します。脱毛剤にプロテアーゼの一種のパパインという酵素が添加されているものも。

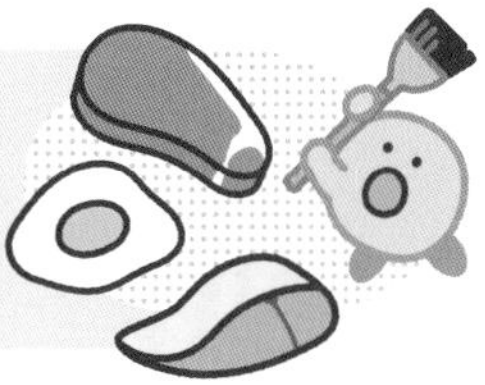

酵素は食物にも含まれています。肉類が野菜やフルーツをすりおろしたものに漬けておくとやわらかくなるのは、野菜やフルーツに含まれる酵素が、肉類のタンパク質を分解するからです。

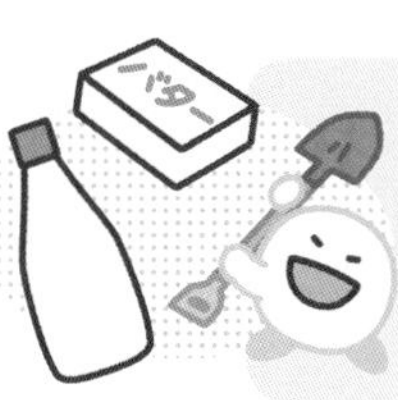

リパーゼ

脂質を分解する酵素。皮脂や食品に含まれる脂質汚れを分解します。胃腸薬に含まれることも。

6-3 体の成長・維持

細胞に指令を届け体の機能を調整する

私たちの体には、体の状態を一定に保つしくみがあります。これを**恒常性（ホメオスタシス）**といいます。恒常性を維持するために、体のいろいろな細胞が連携できるよう指令を届けてまわり、体の機能を調整しているのがホルモンです。

体内には100種以上のホルモンがあるといわれますが、そのうちタンパク質を原料とするものに、インスリン、成長ホルモン、甲状腺ホルモン、アドレナリンなどがあります。

タンパク質を原料とするホルモンの種類

インスリン

血液中のブドウ糖の量を調整し、ブドウ糖を細胞に取り込む役割があります。

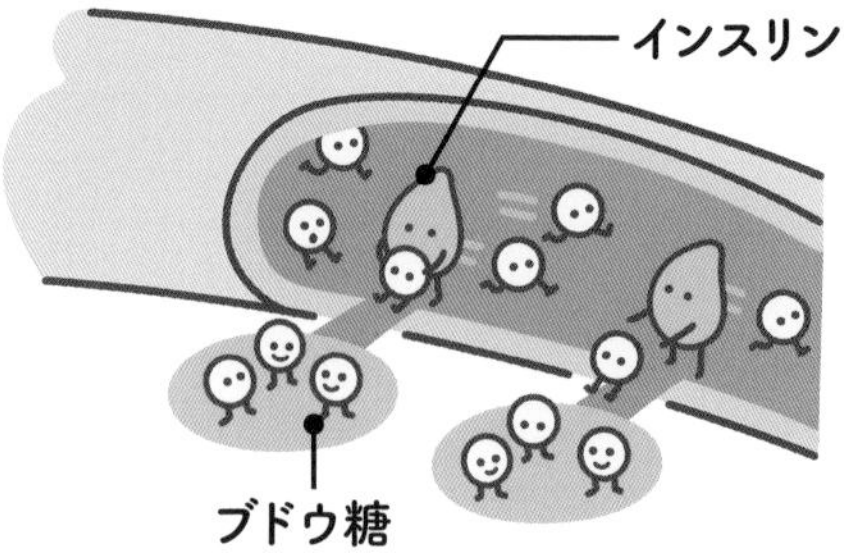

アドレナリン

体を緊張させたり、興奮させたりする働きがあります。

成長ホルモン

身長を伸ばすホルモンとして知られており、代謝にも関わっています。

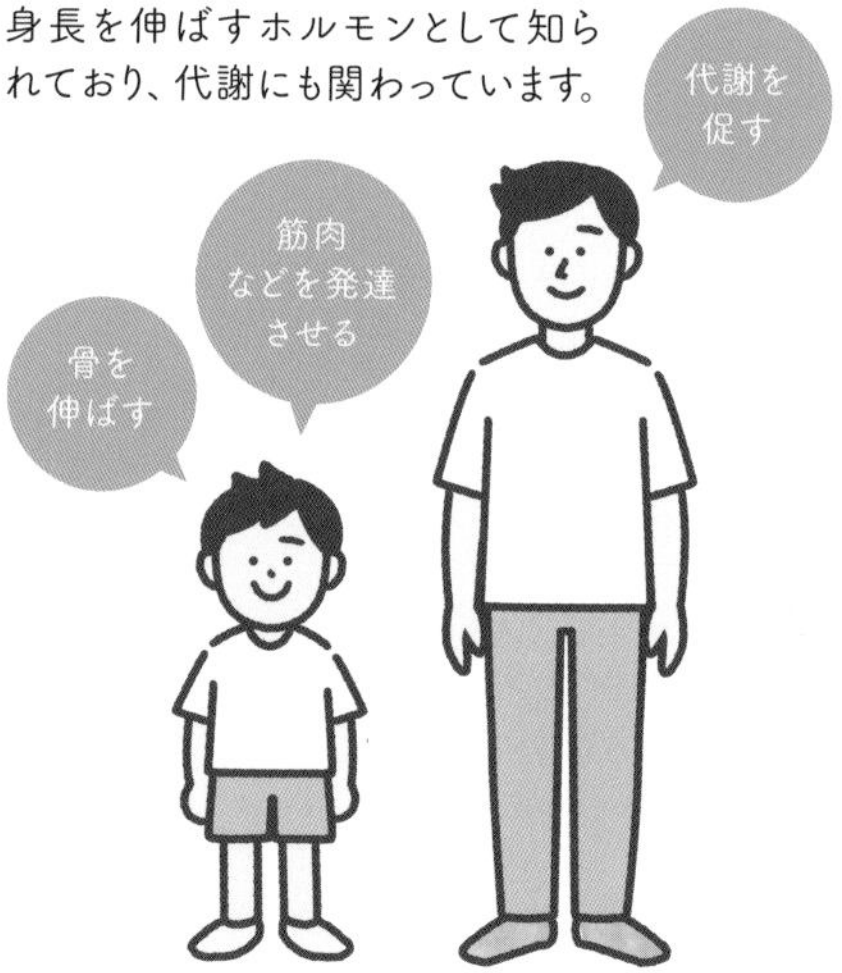
代謝を促す
筋肉などを発達させる
骨を伸ばす

6-4

体の感覚

味、光、においなどを受容体タンパク質がキャッチ

タンパク質のなかには、光やにおいなど、外部の情報をキャッチする働きを持つものがあります。これを**受容体タンパク質**といいます。

例えば、舌の表面には、味の情報を受け取る受容体タンパク質が存在しています。受容体タンパク質が味の情報をキャッチすると、別のタンパク質によって電気信号に変換され、神経、脳へと伝わります。私たちが「苦い」「甘い」と感じられるのも、タンパク質の働きのおかげというわけです。

味を感じる受容体タンパク質

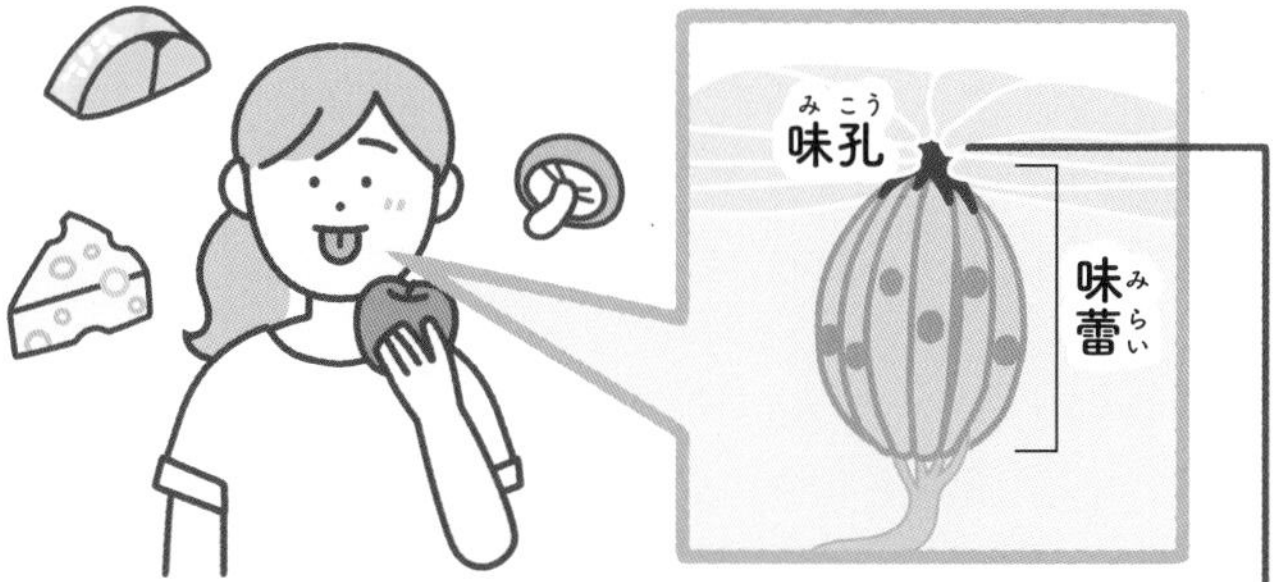

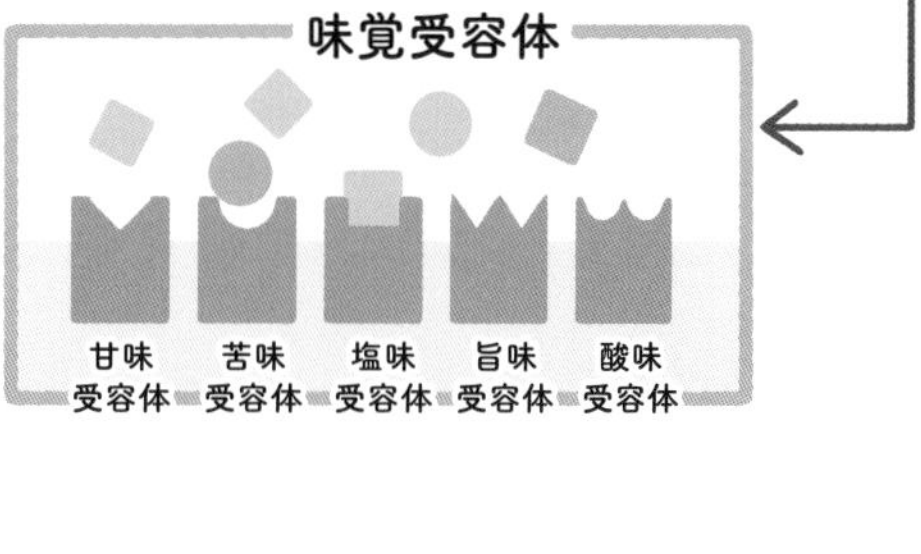

舌の表面には、味を感じるための味蕾があり、その中に味細胞があります。この味細胞の表面にあるのが受容体タンパク質です。旨味・苦味・甘味は、それぞれ専用の受容体タンパク質があります。

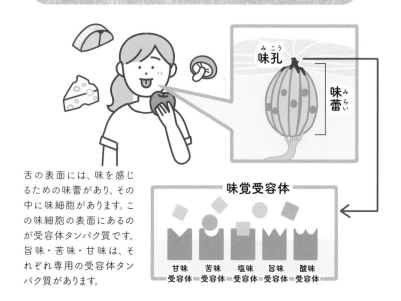

6-5 体の組織を構成

皮ふ、角膜、髪、爪なども タンパク質で構成されている

タンパク質は、筋肉以外にも体のさまざまな器官を構成しています。その代表がコラーゲンです。体をつくっているタンパク質のうち、約30％がコラーゲンといわれています。コラーゲンといえば、肌のハリや弾力を保つのに欠かせない成分として有名ですが、実は骨にも多く含まれています。軟骨、目の角膜、じん帯、血管壁などもコラーゲンで構成されています。**コラーゲンは加齢とともに減少するため、補給が必要**です。コラーゲンが豊富な食材や、コラーゲンを含む健康食品やサプリメントで摂取をと思うかもしれませんが、そうともいえません。食べたコラーゲンはそのまま体の組織になるわけではないからです。また、食材やサプリメントによるコラーゲン摂取の有効性については、十分証明されていません。**コラーゲンを不足させないためにはコラーゲンの材料となるタンパク質をしっかり摂ったほうが確実です。**

ほかにも、エラスチン、ケラチンなど、体を構成するタンパク質はまだ多くあります。エラスチンはコラーゲンとともに肌の弾力に関わる成分、ケラチンは髪や爪を構成する成分です。

骨の構造から見るタンパク質の働き

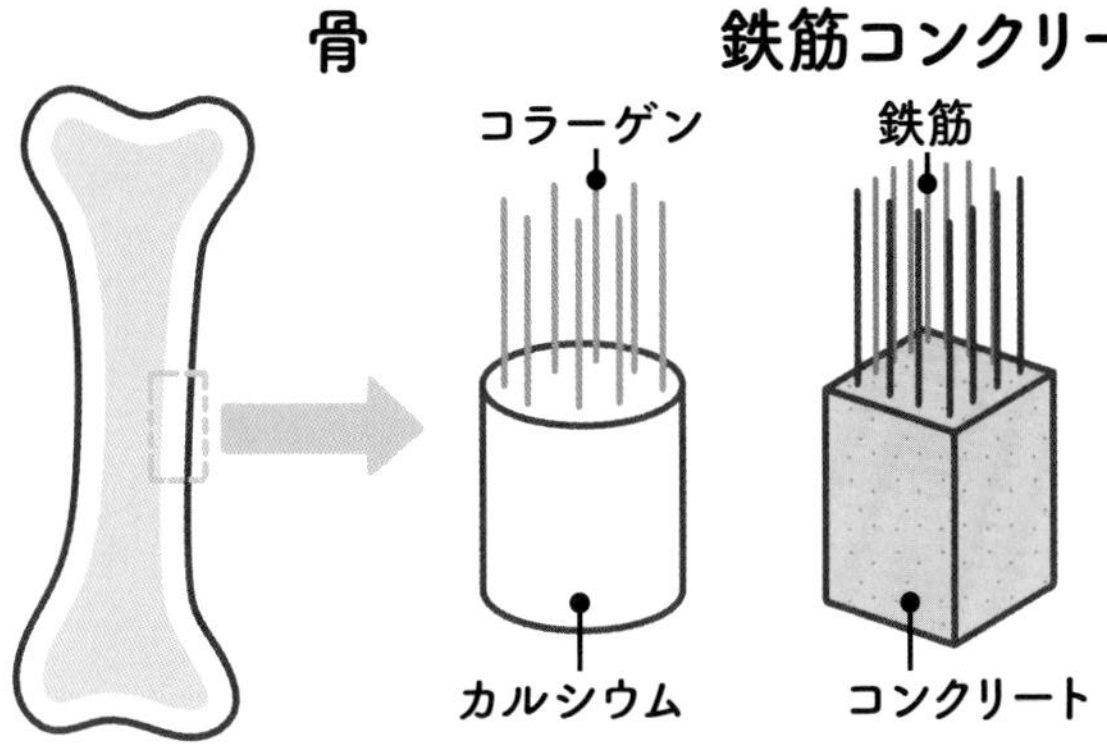
骨
鉄筋コンクリート
コラーゲン
鉄筋
カルシウム
コンクリート

骨は鉄筋コンクリートに例えることができます。カルシウムが外側のコンクリート、コラーゲンがコンクリートのなかの鉄筋というように、骨はコラーゲンという土台にカルシウムをつけたものなのです。だから、コラーゲンが減ったり劣化したりすると、骨はもろくなります。

皮ふの構造から見るタンパク質の働き

肌は、下の図のように「表皮」「真皮」「皮下組織」の層が重なってできています。
肌のハリと弾力を生み出しているのが、真皮にあるコラーゲンとエラスチンです。
コラーゲンは網目状に張りめぐらされていて、
エラスチンはコラーゲンの網目部分をつなぎ止める役目を担っています。

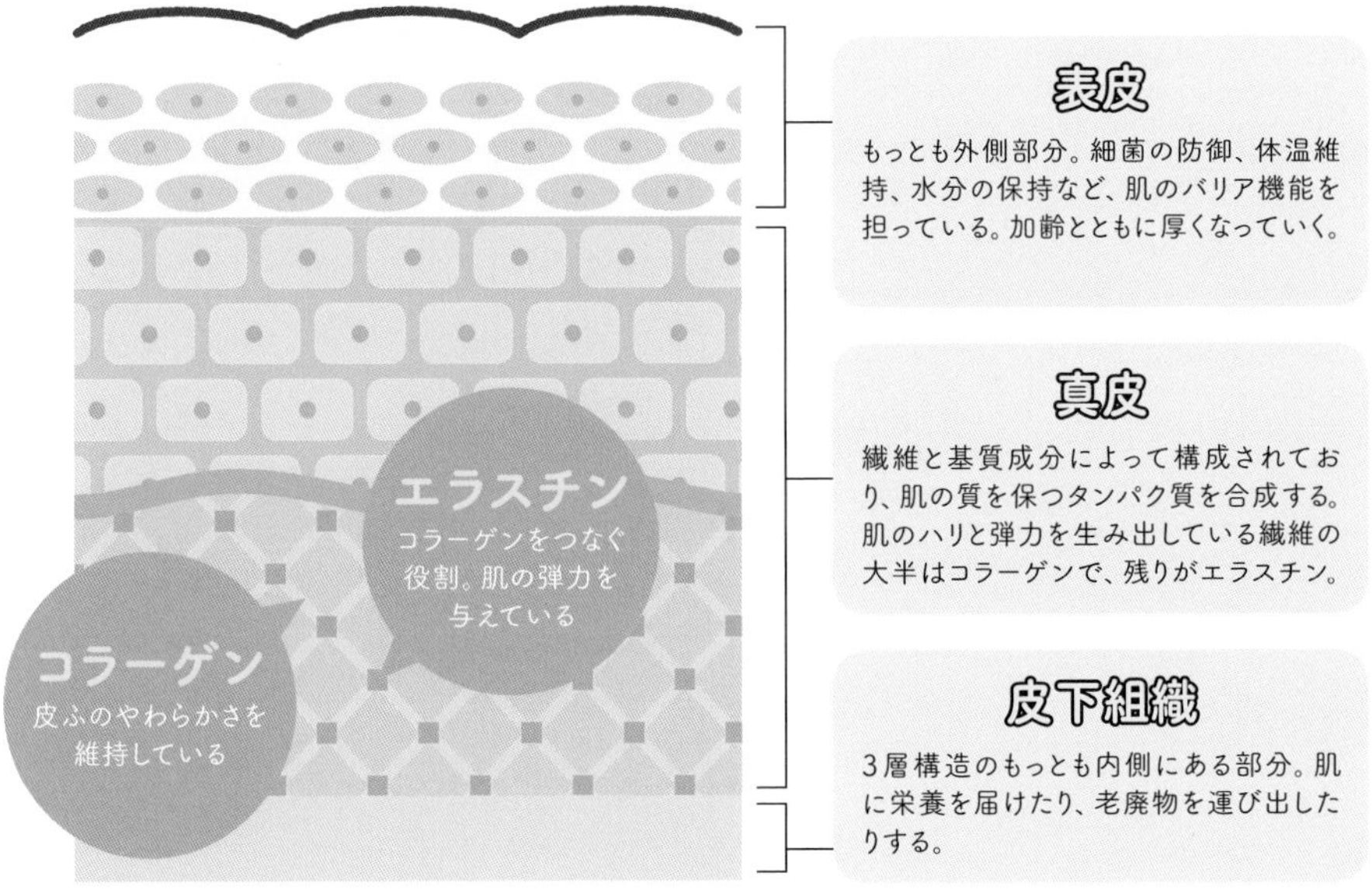
エラスチン
コラーゲンをつなぐ役割。肌の弾力を与えている
コラーゲン
皮ふのやわらかさを維持している
表皮
もっとも外側部分。細菌の防御、体温維持、水分の保持など、肌のバリア機能を担っている。加齢とともに厚くなっていく。
真皮
繊維と基質成分によって構成されており、肌の質を保つタンパク質を合成する。肌のハリと弾力を生み出している繊維の大半はコラーゲンで、残りがエラスチン。
皮下組織
3層構造のもっとも内側にある部分。肌に栄養を届けたり、老廃物を運び出したりする。

Column 2

糖質の過度な制限や摂りすぎは体が疲れる原因になる！

疲れにくい、健康的な体をつくるためには、タンパク質の摂取が不可欠です。とはいえ、タンパク質だけをしっかり摂っていればいいというわけではありません。

栄養素はお互いに協力し合って生命活動を維持しているので、ほかの栄養素もバランスよく摂ることが必要です。近年、肥満や病気の原因になるといわれ、敬遠されがちな糖質も例外ではありません。

糖質は体の主要なエネルギー源です。糖質を制限するとエネルギー不足になり、体はタンパク質、つまり筋肉を分解してエネルギーを生み出そうとします。筋肉が分解されて筋肉量が減れば、「疲れやすい」「肌が荒れる」「免疫力が低下する」などさまざまな不調が起こります。

また、糖質を摂って血糖値が上がるとインスリンが分泌されますが、インスリンが分泌されるとタンパク質の合成が高まります。つまり、筋肉量を維持・増加するには、ある程度の糖質が必要なのです。

もちろん、摂りすぎも禁物です。糖質を摂りすぎると体内でエネルギーとして利用されない余りが体に蓄積されます。その多くは中性脂肪（体脂肪）となり、肥満の原因になります。

加えて、食事が糖質ばかりに偏ると血糖値が急激に上がり、その後、急降下します。この急降下のタイミングで血糖値が一定の値より低くなると、眠気や体のだるさ、頭痛、ふるえ、めまいなどが起こります。糖質は摂りすぎず、制限しすぎず「適度に摂取する」よう心がけましょう。

3章

タンパク質を上手に摂る方法

「タンパク質を摂ると胃もたれする」「どの食材を摂るのがいいのかわからない」など、タンパク質の摂り方に悩む方もいるのではないでしょうか。本章では、タンパク質の具体的な摂り方やおすすめのタンパク質食材などを紹介していきます。

タンパク質を
上手に摂る方法
1

動物性と植物性のタンパク質をバランスよく摂る

「動物性タンパク質だけ」はNG。バランスよく食べることを意識

食べ物から摂取できるタンパク質は、**肉類、魚類、卵、乳製品などに含まれる「動物性タンパク質」**と、**豆や大豆製品、穀物などに含まれる「植物性タンパク質」**に分けることができます。動物性タンパク質はほとんどの場合、アミノ酸スコア（62〜63ページ）が高く、体内への吸収率も95％以上あります。筋肉の合成を高めるロイシンも豊富です。

植物性タンパク質は、動物性タンパク質に比べるとアミノ酸スコアが低い傾向にあり、体内への吸収率も80〜85％ほどです。そう聞くと、「動物性タンパク質だけを摂っていればいいのでは？」と思う人もいるかもしれませんが、それは間違い。動物性タンパク質の多くは脂質も多く含まれることがあり、食べすぎると脂質とカロリーがオーバーしてしまう可能性があるのです。一方、植物性タンパク質の食品は脂質もカロリーも少なめ。植物性タンパク質である大豆タンパク質のアルギニンなどは、脂肪の燃焼を助ける効果があります。

このように、動物性タンパク質、植物性タンパク質食品には、それぞれメリット・デメリットがあります。どちらかを偏食するのではなく、**同じ量をバランスよく摂る**ようにしましょう。

食品から摂れる2種類のタンパク質

動物性タンパク質食品

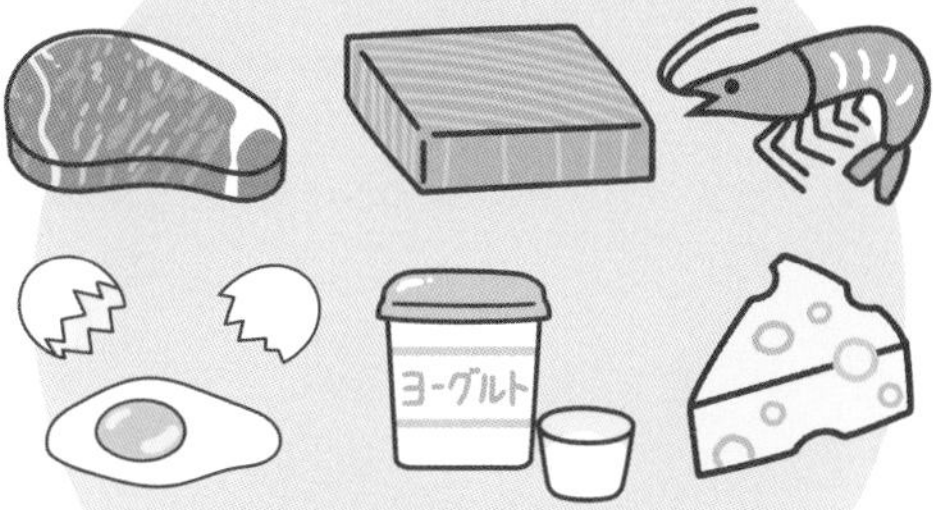

肉・魚・貝・卵・乳製品　など

Good

- 必須アミノ酸が豊富でバランスよく含まれている
- ビタミンB群も豊富に含まれている
- 体内への吸収率が95％以上

Bad

- なかには、脂質が多い食品も。そのような食品は、食べすぎると脂質・カロリーがオーバーしがち

植物性タンパク質食品

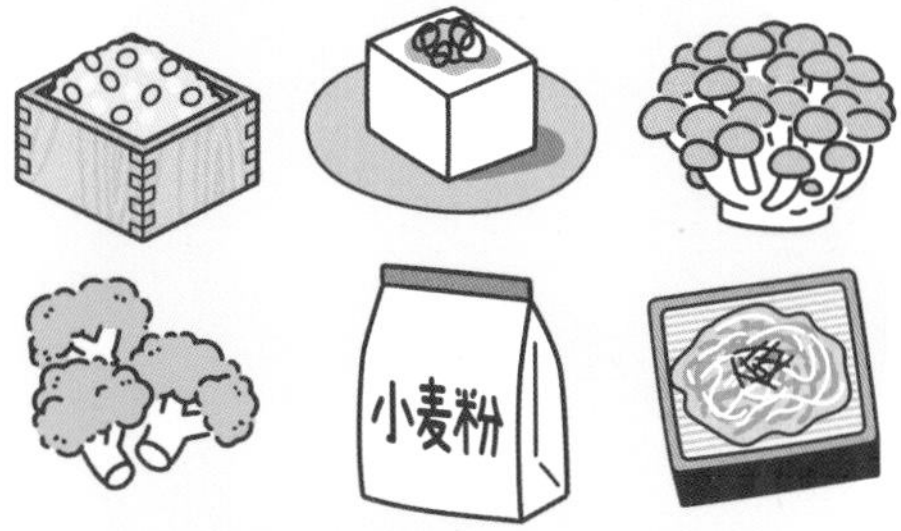

大豆製品・きのこ・ブロッコリー・小麦粉　など

Good

- 脂質が少ない
- 脂肪燃焼効果は動物性タンパク質より高い
- 食物繊維が豊富

Bad

- 動物性タンパク質と比較すると必須アミノ酸は少なめ
- 体内への吸収率は80～85％程度

健康のためには動物性と植物性
両方を摂ることが大切！

脂質・カロリーの摂りすぎを気にして植物性タンパク質ばかりにもしないように。動物性の摂取比率が30％以下になるとアミノ酸のバランスが崩れやすくなるので、気をつけましょう。

タンパク質を上手に摂る方法

2

タンパク質は1食20gが目安。『手ばかり』で計量も簡単！

食品に含まれるタンパク質量をチェック

タンパク質は脂肪のように体にたくわえておくことができないため、1日3食ごとに必要な量をまとめてバランスよく摂らなくてはいけません。

1日に必要なタンパク質の量は年齢や活動量によって変わりますが（28～29ページ）、標準で50～60g程度となります。したがって、**1食あたり20gを目安に摂る**ようにしましょう。1回に摂る量が少ないと筋合成のスイッチが入らないのでこの量を下回らないように。

とはいえ、食事をするたびにタンパク質の量を計量するなんて面倒ですよね。そこで、おすすめしたいのが「手ばかり」です。調理済み、またはカットされている肉や魚を食べるときは、**肉・魚のトータルの大きさと、自分の手のひらのサイズとを比べてみてください**。手のひらとほぼ同じ大きさなら重量は約１００g、含まれるタンパク質は約20gと推測できます。例えば、朝食で手のひらサイズの焼き魚を、昼食で手のひらサイズのトンカツを食べたなら、およそ40gのタンパク質を摂取できた計算になります。卵や大豆製品、乳製品のおおよそのタンパク質量なども覚えれば、1日の摂取量を簡単にチェックできて便利です。

目分量でわかる「手ばかり」を活用しよう

肉類や魚類の場合、100gあたり20g程度のタンパク質が含まれています。手のひらとほぼ同じサイズの肉類あるいは魚類を食べたなら、重量は約100g、タンパク質を20gほど摂取できたと考えられます。

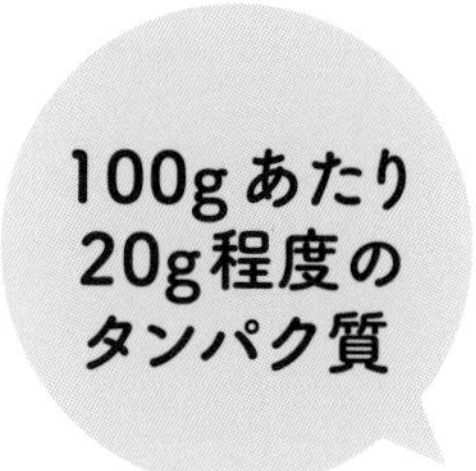

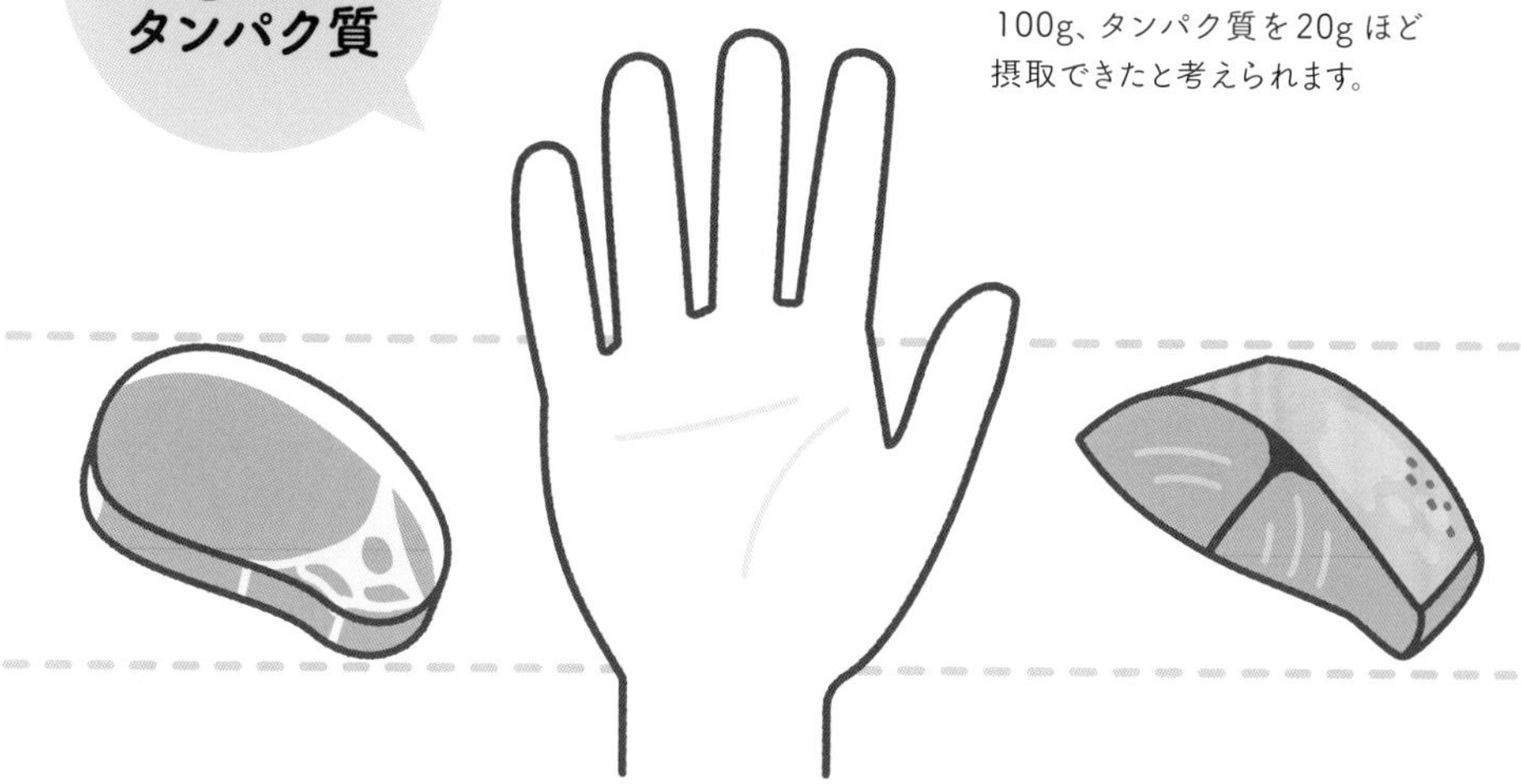

よく食べる食品のタンパク質量

食材名	タンパク質量
豆腐3分の1丁（約100g）	6～7g
牛乳コップ1杯（約200ml）	6～7g
豆乳コップ1杯（約200ml）	6～7g
卵1個	6～7g
納豆1パック（約50g）	約8g
油揚げ1枚（約30g）	約7g
ヨーグルト（100g・無脂肪無糖）	約4g
プロセスチーズ1個	約3g

タンパク質を
上手に摂る方法
3

高タンパク・低脂質の食べ物ランキング！

動物性タンパク質は低脂質のものを選ぼう

78～79ページで説明したように、タンパク質は動物性と植物性をバランスよく摂ることが大切です。ただ、動物性タンパク質は脂質が多く、食べすぎるとカロリーや脂質がオーバーしてしまう可能性があります。そこで、**おすすめしたいのが高タンパクで、なおかつ低脂質の食材**。左ページでは、おすすめの高タンパク・低脂質食材ベスト10を紹介しています。動物性タンパク質を食べる際は、ぜひ参考にしてください。

Q&A

Q 脂質が多い食材は筋肉をつけるのに不向き？

A タンパク質は、消化吸収スピードが速いほど効率よく筋肉がつくられます。したがって、脂質が多く消化吸収に時間がかかる動物性タンパク質は、効率よく筋肉をつけたいときには不向きといえます。

しかし、左ページで紹介している高タンパク・低脂質の食材なら問題なし。高タンパク・低脂質の食材には、カロリーや脂質の過剰摂取を防げるだけでなく、筋肉がつくられやすいという利点もあるのです。

おすすめ！ 高タンパク・低脂質食材ベスト10

1位 鶏ささみ

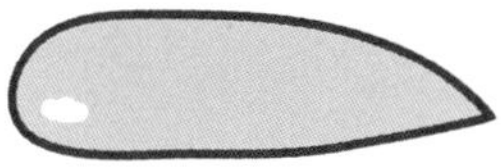

高タンパク・低脂質食材といえばこれ！ 豚肉、牛肉に比べると安価で、お財布にもやさしい。

100g
タンパク質……23.9g
脂質……0.8g

2位 マグロ赤身

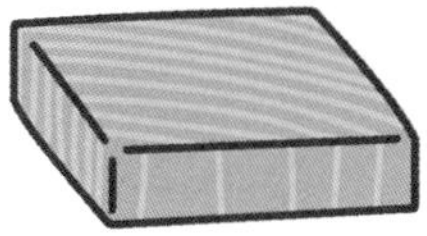

実はタンパク質量がトップクラス！ 生で食べられる手軽さも◎。トロは脂質が高いので注意。

100g
タンパク質……26.4g
脂質……1.4g

3位 鶏むね肉（皮なし）

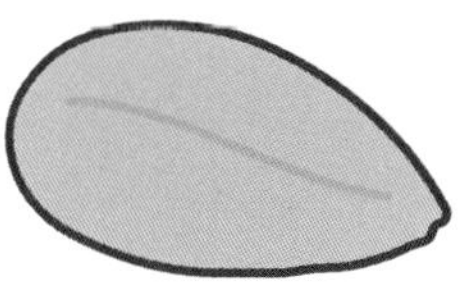

鶏むね肉は皮をはいで使うとより低脂質に。いかにパサつかせずに調理できるかがポイントです。

100g
タンパク質……23.3g
脂質……1.9g

4位 たら

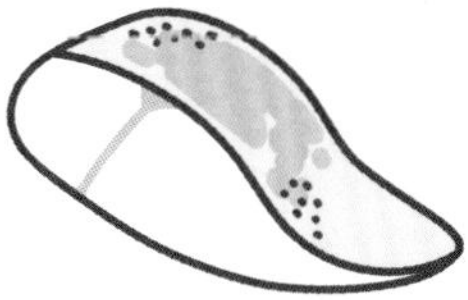

白身魚は一般的に低脂質です。なかでもたらの切り身は汎用性大。どんな料理にも合います。

100g
タンパク質……17.6g
脂質……0.2g

5位 ツナ缶（ノンオイル）

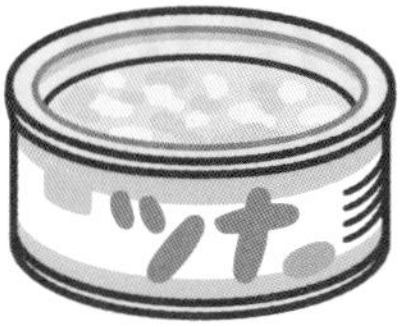

缶詰なら常備できて、いつでも食べられるのがうれしい。自宅にストックしておきましょう。

1缶約80g
タンパク質……16.0g
脂質……0.7g

	タンパク質	脂質
6位 えび	18.7g	0.4g
7位 しらす干し	24.5g	2.1g
8位 豚ひれ肉	22.2g	3.7g
9位 いか	17.9g	0.8g
10位 たこ	16.4g	0.7g

※タンパク質量、脂質量は、食材100gあたりの数字です。

タンパク質を
上手に摂る方法

4

「肉や魚は胃もたれする」人は摂り方にひと工夫！

低脂質な食材を選び、大根、玉ねぎなどを添える

26～27ページで記述したように、年をとると筋肉の合成能力が落ちてしまいます。そのため、若い頃よりも多い、体重1kgあたり約1・06gのタンパク質を摂るよう推奨されています。

ただ、加齢にともない消化吸収能力も衰えているため、特に動物性タンパク質については、「肉類や魚類は胃もたれするから、以前ほど量を食べられない」と悩んでいる人もいるのではないでしょうか。そんな人は、食べ方をひと工夫してみましょう。

まず、タンパク質は一度に大量に摂ろうとせず、**3食に分けて動物性、植物性をバランスよく摂ります**。次に、動物性タンパク質を摂るなら、83ページで紹介している**高タンパク・低脂質な食材を優先的に**選びましょう。脂質が少なければ、その分、消化吸収しやすくなります。肉類なら、かたまり肉やスライスしたものよりも、ひき肉のほうが消化されやすい形状といえます。

このほか、**大根、玉ねぎ、しょうがなど、タンパク質分解酵素が豊富な食材を組み合わせる**のもおすすめです。酵素の働きで消化が促進され、胃の負担を減らせます。

タンパク質分解酵素「プロテアーゼ」を含む食材

プロテアーゼは消化酵素の１つで、タンパク質を分解する作用があります。
動物性タンパク質を食べるときは、プロテアーゼを含む食材を付け合わせにするといいでしょう。

＜例えば＞

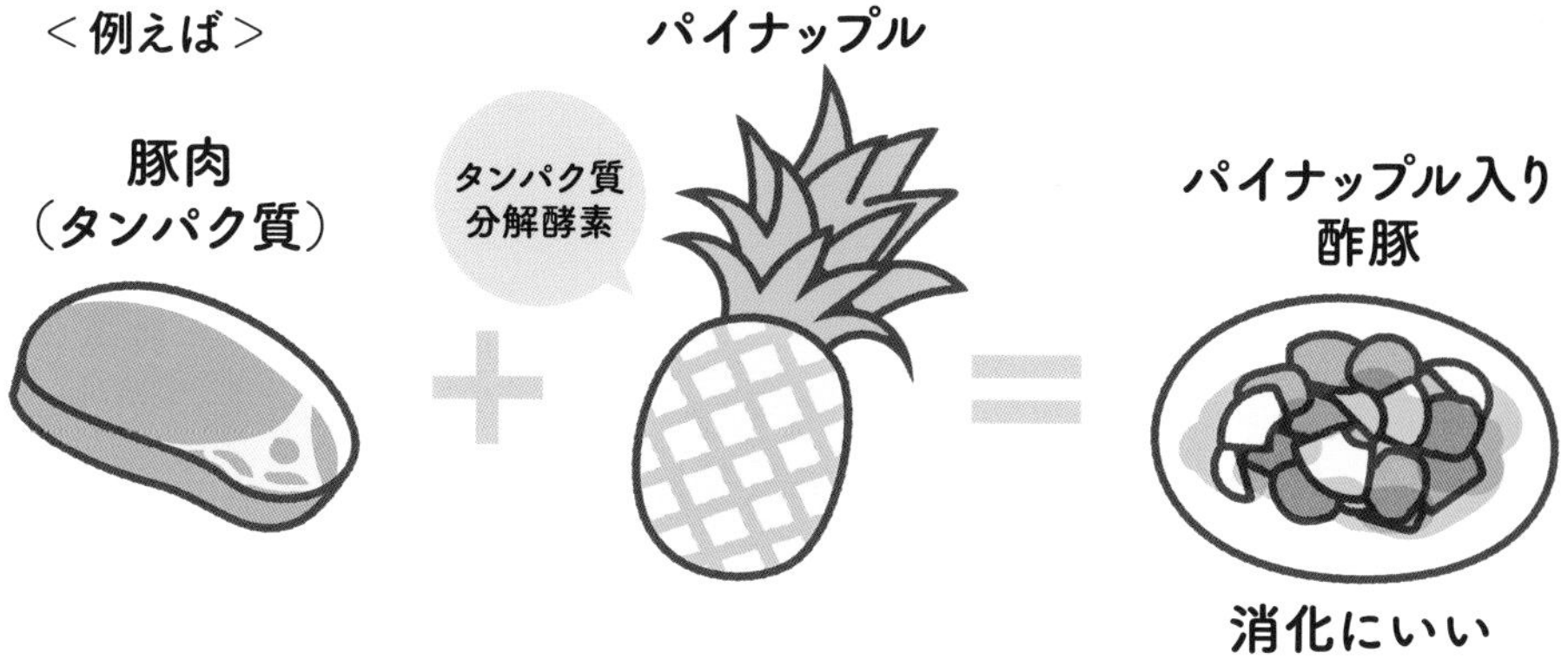
豚肉
（タンパク質）
タンパク質
分解酵素
パイナップル
パイナップル入り
酢豚
消化にいい

プロテアーゼが豊富な食材
●しょうが　●にんにく　●大根　●玉ねぎ　●パイナップル　など

豆知識

サルコペニアの原因にも「低栄養」にご用心

「昔ほど食べられなくなった」と感じたら、低栄養に気をつけましょう。低栄養とは、タンパク質やエネルギーなどが不足して、健康な体を維持するのが難しくなった状態をいいます。

低栄養になると、疲れやすくなって活動量が減少します。そして、体を動かす機会が減ったことで食欲が落ち、タンパク質やエネルギーがますます不足するという悪循環に陥ってしまいます。低栄養はサルコペニア（50～51ページ）の原因にもなりますので、食べ方を工夫して、タンパク質をしっかり摂るようにしましょう。

タンパク質を
上手に摂る方法

5 卵は必須アミノ酸をすべて含むほぼ完全な栄養食品

卵は手軽なタンパク質源。食べる量は1日1個を目安に

タンパク質を摂れる食べ物にはさまざまなものがありますが、なかでも手軽なのが「卵」です。**卵1個（生・約50g）に含まれるタンパク質は6・1gで、アミノ酸スコアは満点の100**。9種類の必須アミノ酸をバランスよく摂取できます。筋肉の合成スイッチを入れるロイシンが豊富なのもうれしいところです。

さらに、カルシウム、マグネシウム、鉄、亜鉛などのミネラルに加えて、筋肉疲労に効果的なビタミンB群、免疫力を高めるビタミンAなど、ビタミンC以外のほぼすべてのビタミンが卵には含まれています。ですから**卵はほぼ完全な栄養食品**といえるでしょう。

かつては、「卵はコレステロールが多い」という理由から、食べすぎはよくないとされていました。しかし、卵黄に含まれるレシチンには、血中コレステロールを抑制する効果があります。近年の研究で、1日1個程度の摂取であれば、健康には大きな影響がないことが確認されています。医師から卵の摂取量について注意されていなければ、卵の食べすぎについて過度に心配する必要はなさそうです。

卵の栄養成分

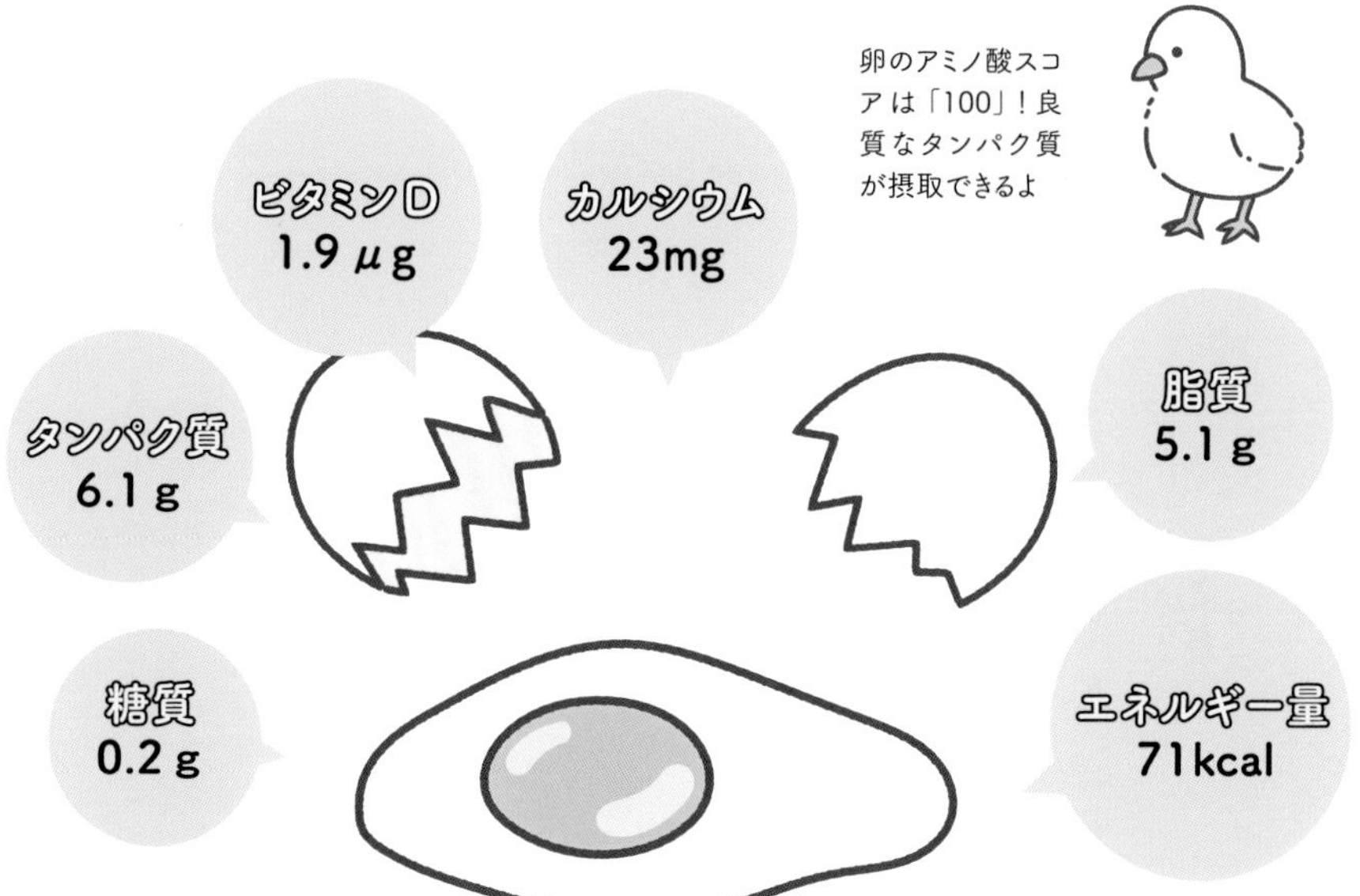

卵1個（生・約50g）

Q&A

Q 卵を飽きずに食べるにはどうすればいい？

A 卵は手軽なタンパク質源です。だからといって、毎日同じ食べ方では飽きてしまいます。生卵、ゆで卵、スクランブルエッグ、目玉焼き、卵焼きなど、いろいろと工夫してみるといいでしょう。溶き卵をスープやみそ汁に入れて、「かきたま汁」にして食べるのもおすすめです。

また市販の温泉卵も常備しておくと便利です。サラダや丼ものなどにトッピングすれば簡単にタンパク質をプラスできて、ボリュームもアップ。見た目も豪華になり、食欲もわきます。

タンパク質を上手に摂る方法

6

高タンパク・低脂質な鶏むね肉。実は疲労回復効果抜群

「イミダゾールジペプチド」が疲労感を軽減

83ページの「高タンパク・低脂質食材ベスト10」で3位に輝いた鶏むね肉ですが、実は、疲労回復の効果も期待できます。

渡り鳥は季節によってすみかを変えます。なかには、約1万1000kmもの距離を休まずに一気に飛ぶ渡り鳥もいるとか。渡り鳥がこのように長距離飛行できるのは、翼を動かすむね肉に豊富に存在している**「イミダゾールジペプチド」という物質が、疲労のもとを除去している**からといわれています。

イミダゾールジペプチドの疲労回復効果はヒトにも有用で、イミダゾールジペプチドを摂取すると疲労感が軽減することが確認されています。**疲れやすい人や、筋肉をつけるために運動をしている人は、イミダゾールジペプチドが豊富な鶏むね肉を積極的に食べるといい**でしょう。

ちなみに、「高タンパク・低脂質食材ベスト10」1位の「ささみ」は鶏むね肉の一部です。鶏むね肉のなかで、胸骨の両側にあり、笹の葉のような形をした部位をささみと呼びます。タンパク質量はささみのほうが上ですが、価格の安さは鶏むね肉に軍配。食べる頻度も大切なので、鶏むね肉を活用しましょう。

疲労回復に効く「イミダゾールジペプチド」の効果

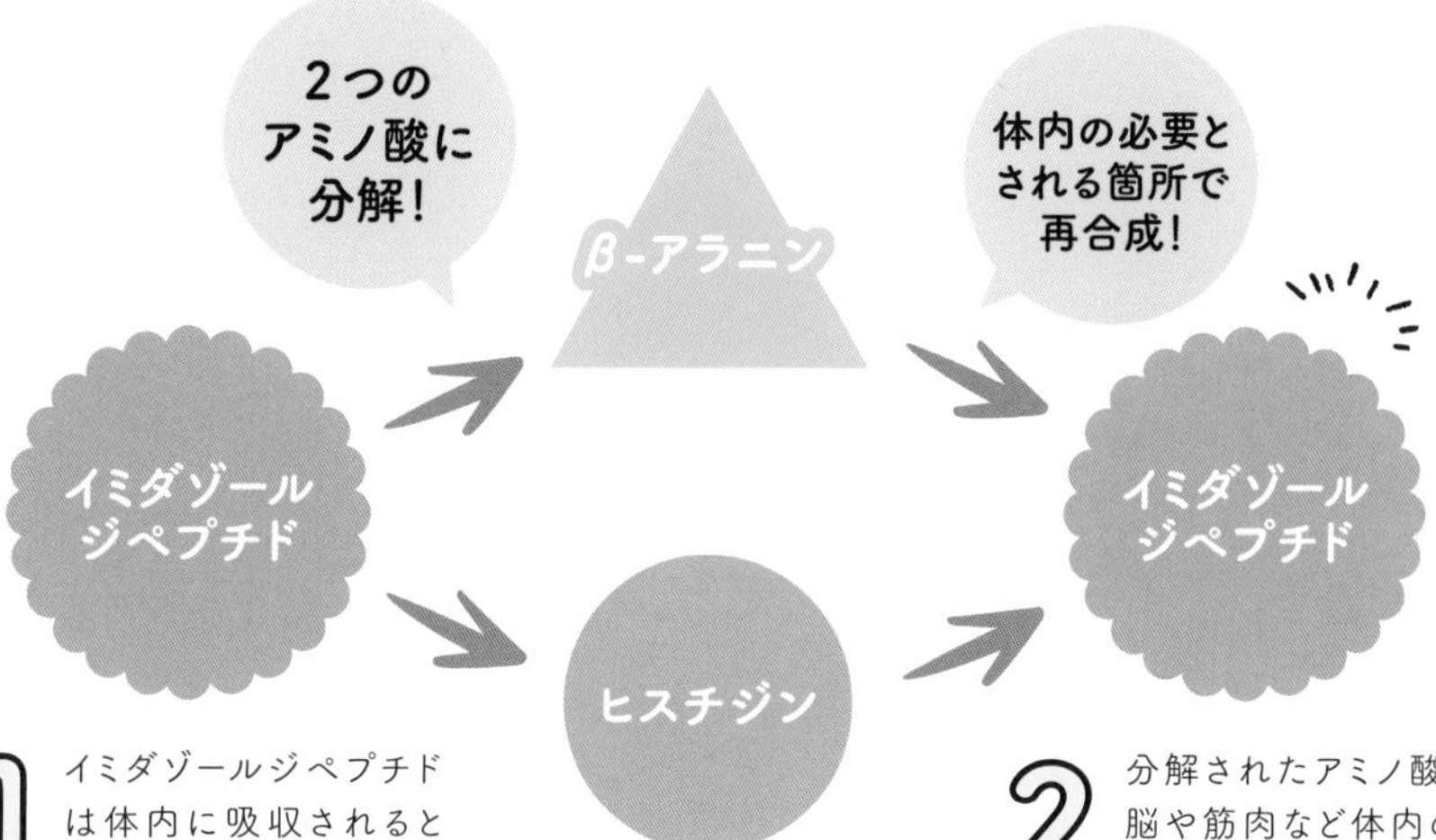

1 イミダゾールジペプチドは体内に吸収されると「β - アラニン」と「ヒスチジン」の2つのアミノ酸に分解され、血液によって体中に運ばれます。

2 分解されたアミノ酸は、脳や筋肉など体内の必要とされる部分でイミダゾールジペプチドに再度合成され、疲れをとる働きをします。

豆知識

パサパサになりがちな鶏むね肉の上手な調理法

高タンパク・低脂質な鶏むね肉ですが、「料理するとパサパサになる」と敬遠しがちな人もいるのではないでしょうか。鶏むね肉を料理するときは、水分をできるだけ逃さないようにするのがポイント。塩麹と砂糖をまぶして密封袋に入れて炊飯器で加熱すれば、驚くほどしっとり仕上がります（114ページ）。アボカドのようにこってりとした食感のもの、オクラのようにネバネバした食感のものと合わせるのもおすすめ（117ページ）。食感がなめらかになって、食べやすくなります。

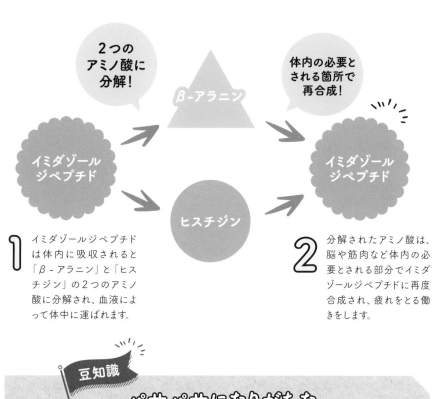

タンパク質を
上手に摂る方法
7

タンパク質食材はひと工夫で脂質量をコントロールできる

脂身や皮はカット、調理はゆでる、網焼きが◎

「胃もたれする」「脂質やカロリーの摂りすぎが気になる」などの理由から肉類の摂取を控えている人もいるかもしれません。

78ページで前述した通り、植物性タンパク質ばかり食べて、**タンパク質摂取量に占める動物性タンパク質の割合が30%以下になると、アミノ酸のバランスが崩れやすくなってしまいます**。こういった心配は肉の部位の選び方や調理法で脂質量をコントロールして脂分を落とすことで解決できます。

まず肉類を選ぶときは、赤身の部位を選ぶようにすること。さらに豚肉・牛肉は脂身をカットしたり、鶏肉は皮をしっかりとはいで使うのも手です。このひと手間で、脂質量・カロリーを減らせます。

また調理でも脂質を落とすことが可能。当然揚げる、炒めるなどの調理法は油を多く使うので、**蒸したり、網焼きにしたり、ゆでたりするほうが調理の油も少なく、脂を落とすこともできます**。炒めるときはフッ素樹脂加工のフライパンを使い、油を引かずに調理するといいでしょう。ほかに、バターやマヨネーズにも脂質が多く含まれています。肉類の味つけに使う際は控えめにしましょう。

肉類の選び方

牛肉を選ぶなら

牛サーロインより牛もも肉を

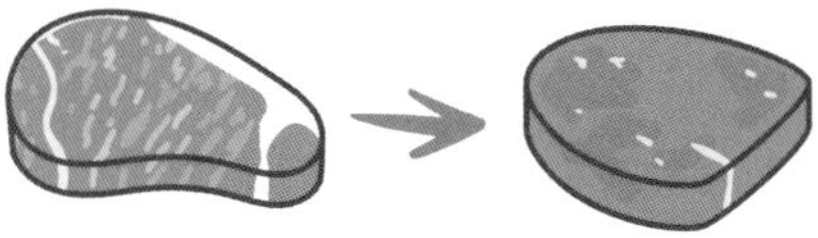

牛サーロイン（和牛100g）
脂質量47.5g

牛もも肉（和牛100g）
脂質量18.7g

豚肉を選ぶなら

豚バラ肉よりも豚ひれ肉を

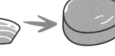

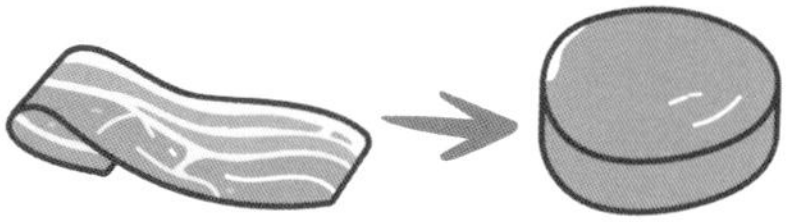

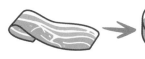

豚バラ肉（100g）
脂質量35.4g

豚ひれ肉（100g）
脂質量3.7g

調理法によって脂質量が変わる

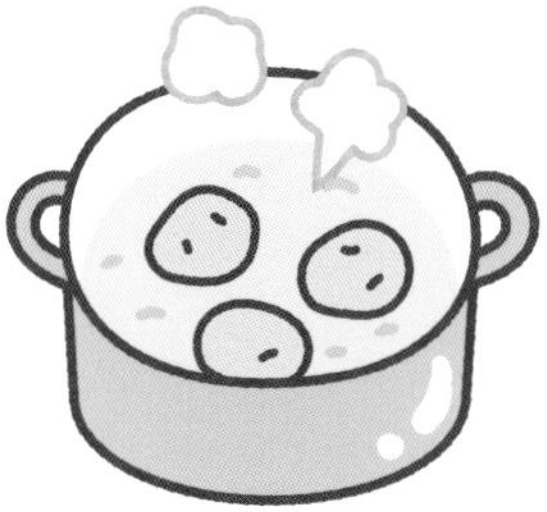

ゆでる

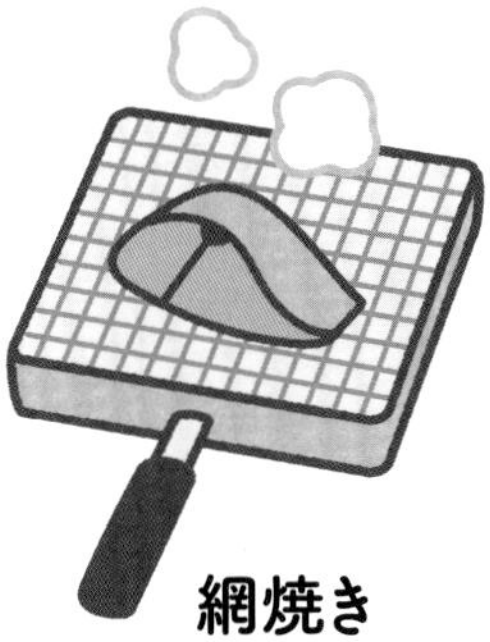

網焼き

ゆでる、網焼きにする、蒸す、煮るなどの調理法は、調理の過程で脂質が流れ出るので脂質の摂取量を抑えられます。また、豚バラ肉など脂質が多い肉をフライパンなどで焼くときは、出た脂をこまめに拭きとるといいでしょう。

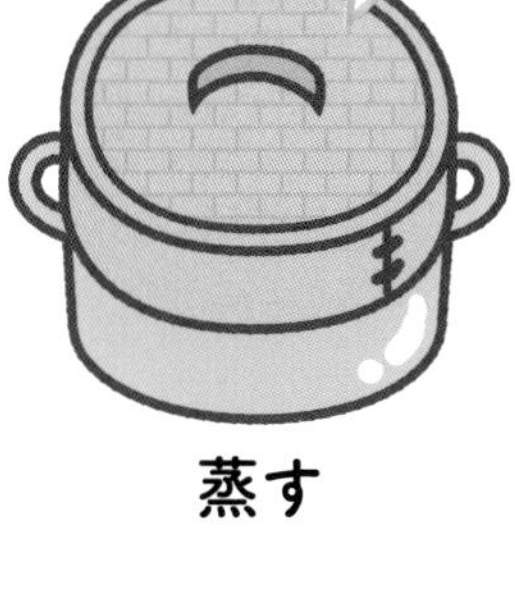

蒸す

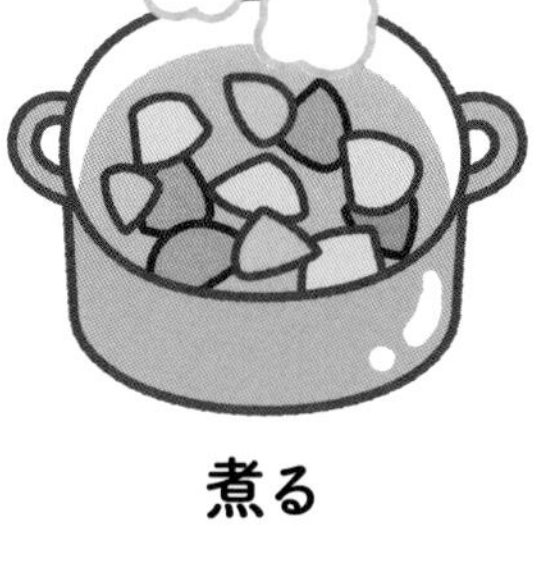

煮る

タンパク質を
上手に摂る方法
8

アスリートだけじゃない！プロテインを上手に活用しよう

食事で補えない分をプロテインでカバー

日本では、プロテインといえば「プロテインサプリメント」を指します。プロテインサプリメントは、生乳や大豆などからタンパク質を抽出し、パウダー状に加工したものが一般的です。水や牛乳に溶かして飲めば手軽にタンパク質が摂れるうえ、低脂肪なのでカロリーオーバーの心配もほとんどありません。

「プロテインは、アスリートや激しい筋トレに取り組んでいる人が摂取するもの」と思っている人が多いかもしれませんが、仕事や家庭が忙しく、食事から十分なタンパク質がなかなか摂れないような場合は、プロテインを活用してみるのも1つのアイデアです。

なお、プロテインはおもに3つの種類があります。**牛乳由来のホエイプロテイン**、**牛乳からホエイと乳脂肪分を除いたカゼインプロテイン**、**大豆由来のソイプロテイン**です。ホエイは吸収が速く、アスリートが筋肥大を目的として摂取するときに使われています。一方、カゼインとソイは、ホエイに比べると吸収スピードは遅め。その分、腹持ちがいいというメリットがあります。摂取する際は、目的や好みに合わせて選ぶといいでしょう。

筋肉をつけたいならホエイプロテイン

筋トレなどの運動をして、BCAAの1つであるロイシンの血中濃度が上昇すると、筋肉の合成スイッチが入り、筋肉でのタンパク質の合成が促進されます。牛乳由来のホエイプロテインと大豆由来のソイプロテインを摂取し、1時間後の血中ロイシン濃度を調べた研究では、血中のロイシン濃度はホエイプロテインがソイプロテインの約1.5倍となっています。

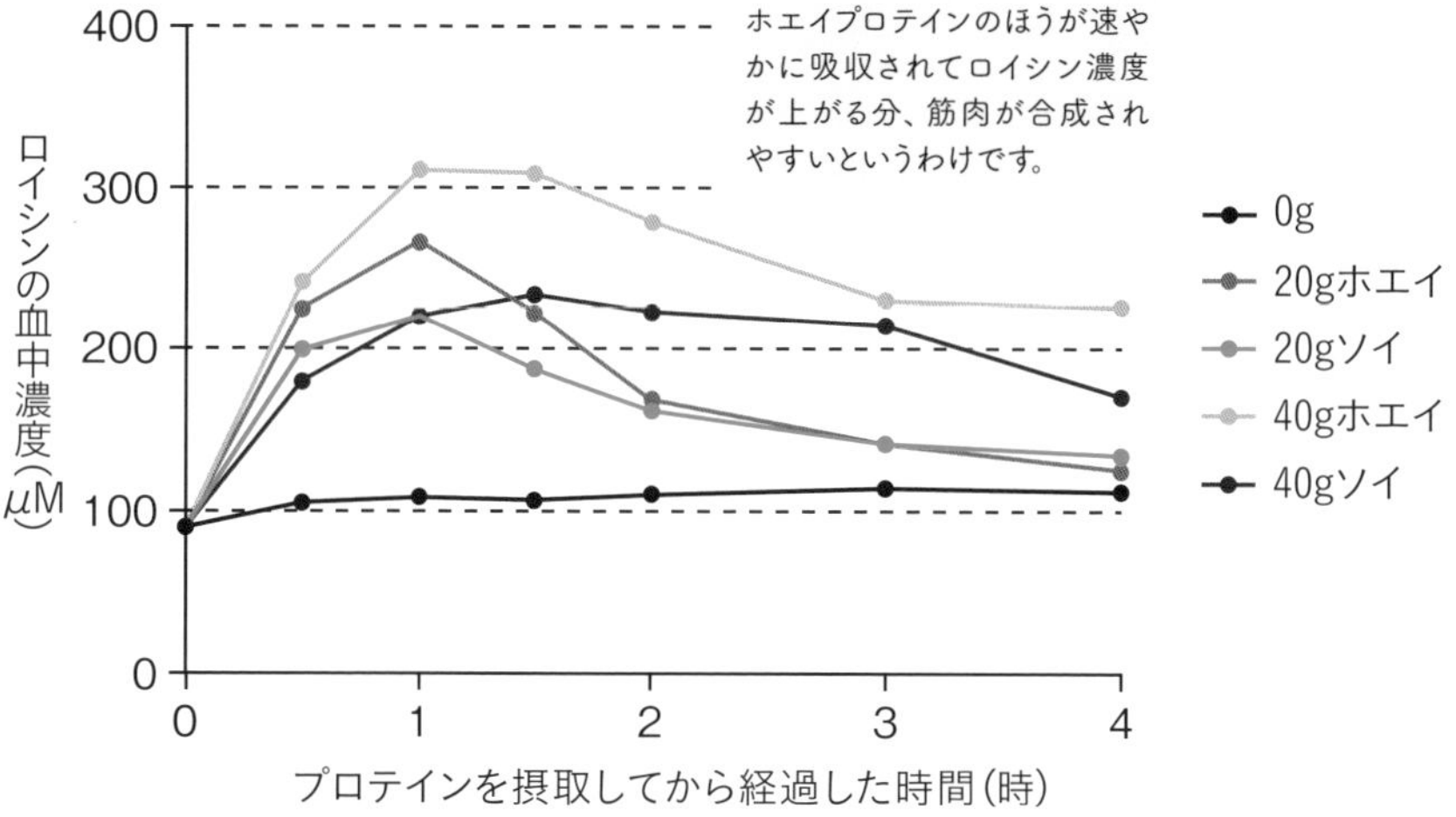

出典：Yang Y et al. Nutr Metab.(2012)をもとに作成

Q&A

Q 3食をプロテインサプリに置き換えるのはあり？

A 食事から摂るべきタンパク質をすべてプロテインサプリメントに置き換えるのはおすすめできません。プロテインに偏ったタンパク質摂取では、糖質や脂質、ビタミン、食物繊維など、ほかの栄養素が不足してしまうおそれがあるからです。

また、食事できちんとタンパク質を摂れている人は、あえてプロテインを摂取する必要はありません。朝食や昼食でタンパク質が足りないと感じたとき、運動後すみやかにタンパク質を摂取したいときに飲むのが、プロテインの上手な活用法です。

タンパク質を
上手に摂る方法

9

コンビニでできる、お手軽！タンパクチャージ

賢く活用すれば手軽に、飽きずに続けられる

「昼食はいつもコンビニで買って済ませている」という人も多いのではないでしょうか。実は、**コンビニには、手軽にタンパク質を摂れる食品がたくさんあります**。例えば、近年人気のサラダチキンには鶏むね肉が使われているので高タンパク・低脂質。1袋（115g）あたり約24gのタンパク質が摂れます。ゆで卵や魚肉ソーセージ、枝豆、冷ややっこもおすすめ。お弁当を買うときは、これらの高タンパク食品を1～2品プラスするといいでしょう。お惣菜ならば、さばみそ煮や焼き鳥などが高タンパクです。小腹が空いておやつを食べるなら、プロテインバーや小魚、ナッツ、ギリシャヨーグルトなど高タンパク質なものをチョイスするのも意識して。ギリシャヨーグルトは一般的なヨーグルトより水分が少なく、その分同じ量ならタンパク質が多いのが特徴。アイスランド生まれの乳製品「イーセイ スキル（140ページ）」も、高タンパクで脂肪0とあって注目を集めています。

忙しい毎日でもコンビニを賢く活用すれば、タンパク質を手軽に、おいしく、なおかつ飽きずに摂取することができるのです。

コンビニで買える高タンパク食品

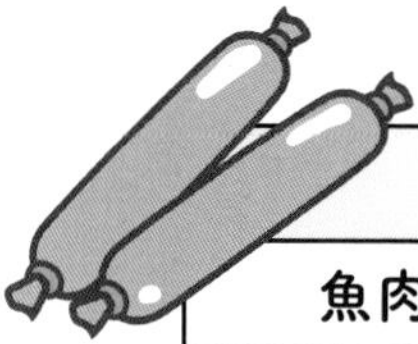

コンビニ商品	タンパク質量
魚肉ソーセージ（1本あたり）	約10g
プロセスチーズ（1個あたり）	約3g
サラダチキン（1袋115gあたり）	24g
ゆで卵（1個あたり）	6～8g
枝豆（1袋65gあたり）	8g
冷ややっこ（豆腐約200gあたり）	11～14g
ギリシャヨーグルト（1個113gあたり）	10g
イーセイ スキル（1個120g）	13.8g

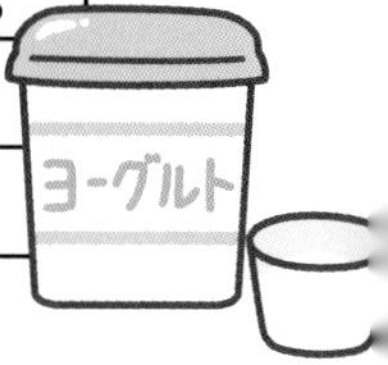

栄養成分表示をチェックする習慣をつけよう

栄養成分表示 100gあたり	
エネルギー	100kcal
タンパク質	10g
脂質	8g
炭水化物	9g
コレステロール	80mg
食塩相当量	0.2g

コンビニ食品のほとんどに、栄養成分表示があります。タンパク質はもちろん炭水化物（糖質）、脂質、エネルギー（カロリー）などの量が表示されているので、購入時に確認する習慣をつけましょう。くり返しチェックするうちに、おおよそのタンパク質量が推測できるようになるはずです。

Column 3

筋肉をつくりたいときの脂質の選び方

糖質、タンパク質は1gで約4kcalのエネルギーを持ちます。一方、脂質は1gで約9kcal。少量でも多くのエネルギーを得ることができます。その分、使われなかったエネルギーは中性脂肪（体脂肪）となりやすく、糖質やタンパク質に比べると「太りやすい」といえるでしょう。摂りすぎれば血中の脂質のバランスが悪くなり、動脈硬化をはじめとする生活習慣病のリスクも高まります。

しかし、脂質もまた、私たちの体に必要不可欠な栄養素です。脂質が不足するとビタミンA、ビタミンD、ビタミンE、ビタミンK（脂溶性ビタミン）の吸収が悪くなります。

何かと悪者扱いされがちなコレステロールも脂質の一種ですが、細胞膜やホルモンの材料になるという大切な役目があります。脂質をむやみに制限すれば、かえって健康を損ねるリスクがあるのです。

それどころか、積極的に摂りたい脂質もあります。「α-リノレン酸」「EPA」「DHA」です。これらの脂質には、動脈硬化や血栓の予防、血中脂質のバランスを整える作用があります。簡単にいえば、血管の老化を予防し、血液の流れをよくしてくれるのです。

血液の流れがよくなれば、体中に酸素や栄養が届き、疲れにくくなります。筋肉をつけるために運動をしている人は、特に意識して摂るようにしましょう。

●α-リノレン酸を多く含む食材
しそ油、アマニ油、くるみなど
●EPA、DHAを多く含む食材
さばやいわしなどの青魚、鮭など

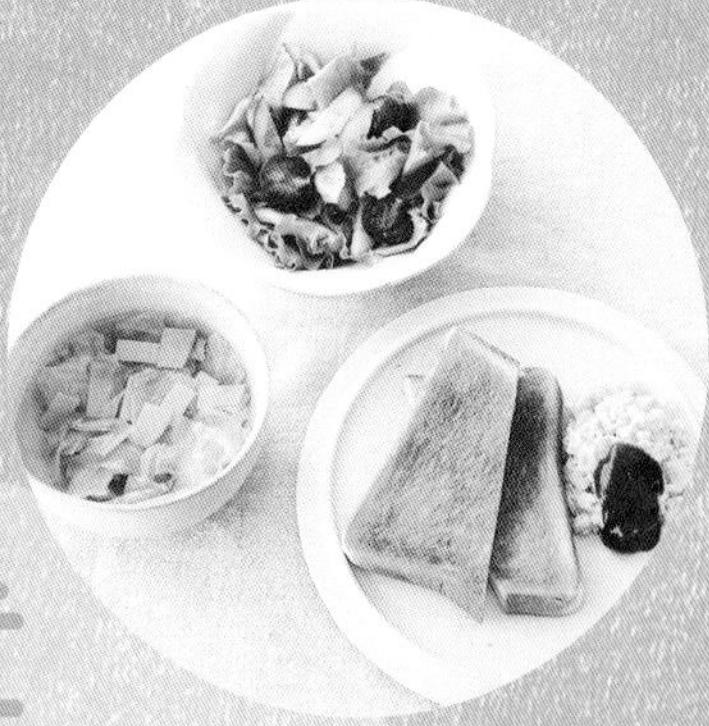

4章

タンパク質たっぷりレシピ

タンパク質は貯めておけないので毎食しっかりと摂らないと不足してしまいます。ただ、ご安心を！　実は、毎日の食事に少しタンパク質を足してあげるだけで、必要分を摂取することができるのです。本章では、手軽にタンパクチャージできるレシピを紹介していきます。

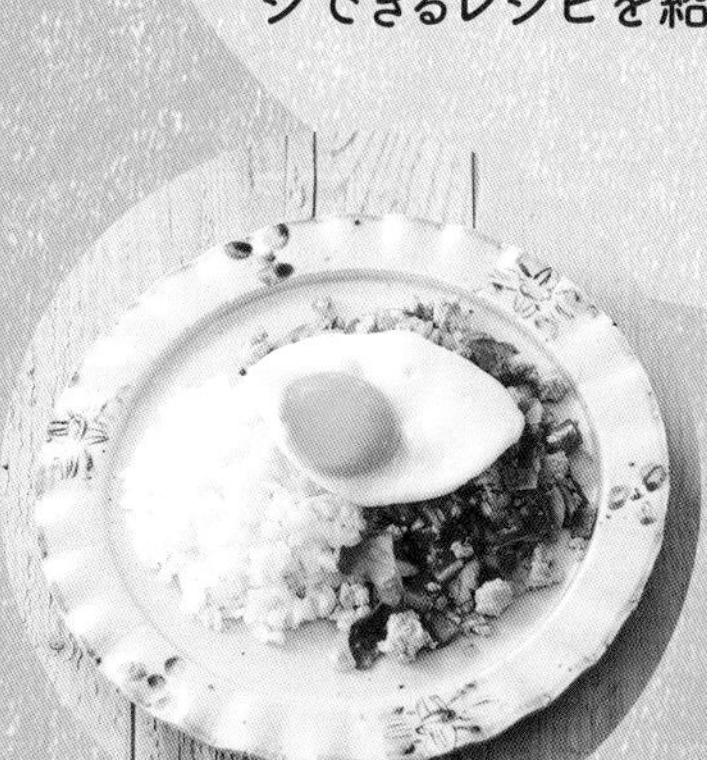

タンパク質
たっぷりレシピ
1

タンパク質レシピの基本。タンパク質と一緒に摂りたい栄養素

タンパク質とともに働く、ビタミンD、Bで筋肉合成を促進

疲れない体になるために必要な栄養素は、タンパク質だけではありません。タンパク質の代謝を助けたり、筋肉の合成を促進したりする栄養素も一緒に摂ることが大切です。ビタミンDもその1つ。**ビタミンDはカルシウムの吸収を助けることで知られていますが、タンパク質と合わせて摂ることで筋肉が活性化し、筋肉が合成されやすくなる**ことがわかっています。

ビタミンB群は、タンパク質のエネルギー代謝に欠かせない栄養素です。なかでも、**ビタミンB6はタンパク質の分解や合成に不可欠**。さらに、疲労回復効果もあります。筋肉をつけながら疲れをとりたい人には、特におすすめしたいビタミンといえます。

なお、ビタミンB群は植物性タンパク質にはあまり含まれていません。肉類を控えめにしている人は不足しないよう注意してください。このほか、亜鉛や鉄などのミネラルもタンパク質の合成に関係しているのでしっかり摂りましょう。

左ページでは、タンパク質と一緒に摂りたい栄養素と、その栄養素を多く含む食材を紹介しています。ぜひ参考にしてください。

タンパク質と一緒に摂りたい栄養素

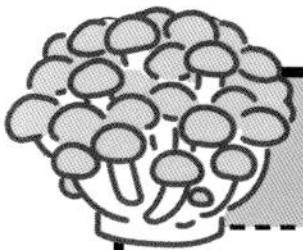

ビタミンD

筋肉の合成に関わるビタミン。日光を浴びることで、体内でもつくることができます。

多く含む食材

・鮭　・いわし
・きのこ類　など

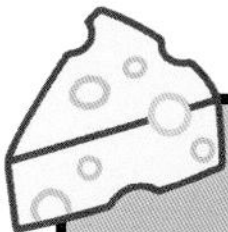

カルシウム

カルシウムは骨だけでなく、筋肉の収縮や神経の働きにも関わっています。

多く含む食材

・牛乳　・海藻類
・小魚　・チーズ　など

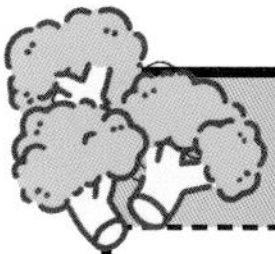

ビタミンC

タンパク質の合成を助け、ホルモンの代謝にも関わります。細胞を傷つける活性酸素を除去する作用もあります。

多く含む食材

・ブロッコリー　・キウイ
・パプリカ　など

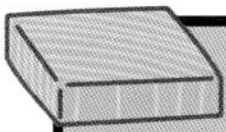

ビタミンB群

タンパク質だけでなく脂質や糖質の代謝もサポートしています。

多く含む食材

・にんにく　・マグロ
・さば　・豚肉　など

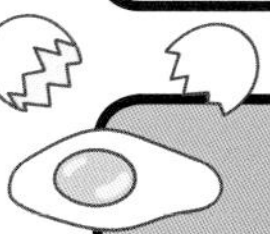

亜鉛・鉄

亜鉛は筋肉の維持や成長ホルモンの働きに不可欠。鉄は細胞のエネルギーやコラーゲンの産生に関わっています。

多く含む食材

・レバー　・かき
・卵（黄身）　など

亜鉛や鉄分は日本人が不足しやすい栄養素の1つです。鉄分が不足すると体が疲れやすくなってしまいます。

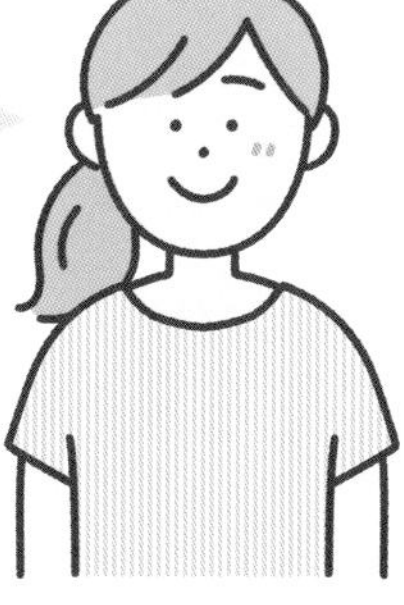

タンパク質
たっぷりレシピ
2

朝のタンパク質で筋肉合成スイッチをオン！

朝食はタンパク質が不足気味。しっかりチャージしよう

何かと忙しい朝は、食事がおろそかになりがちです。「朝食は食べない」という人も多いのではないでしょうか。しかし、朝食こそタンパク質をきちんと摂るべきです。1日のなかで食事の間隔がもっともあく夕食後から朝食までの間は、タンパク質の供給がないので、筋肉の分解が進んでしまいます。**朝食でタンパク質が補給されないと、筋肉の分解が昼食まで続くことに。**このような状況が日常化すれば、筋肉は減るいっぽうです。実際、若年層を対象とした研究では、朝食を抜いている人ほど筋肉量が少ないことがわかっています。

朝食を食べている人も油断は禁物です。「トースト、コーヒー、卵料理」や「ごはん、みそ汁、納豆」といったシンプルな朝食で摂れるタンパク質量は10〜12gほど。疲れにくい体を手に入れるために必要なタンパク質量は1食あたり20gですから、8〜10g不足している計算になります。**いつもの献立にハムやチーズ、牛乳などをプラスして、トータル20gになるように**しましょう。朝食でタンパク質をしっかり摂れば、筋肉のスイッチを分解から合成に切り替えられます。

朝食を抜くと筋肉量が少なくなる

270人の大学生を対象に行われた研究では、朝食を食べている頻度が少ない人ほど、除脂肪率が低いことがわかりました。除脂肪率＝筋肉の指標と考えてよく、除脂肪率が低ければ、それだけ筋肉量が少ないということになります。

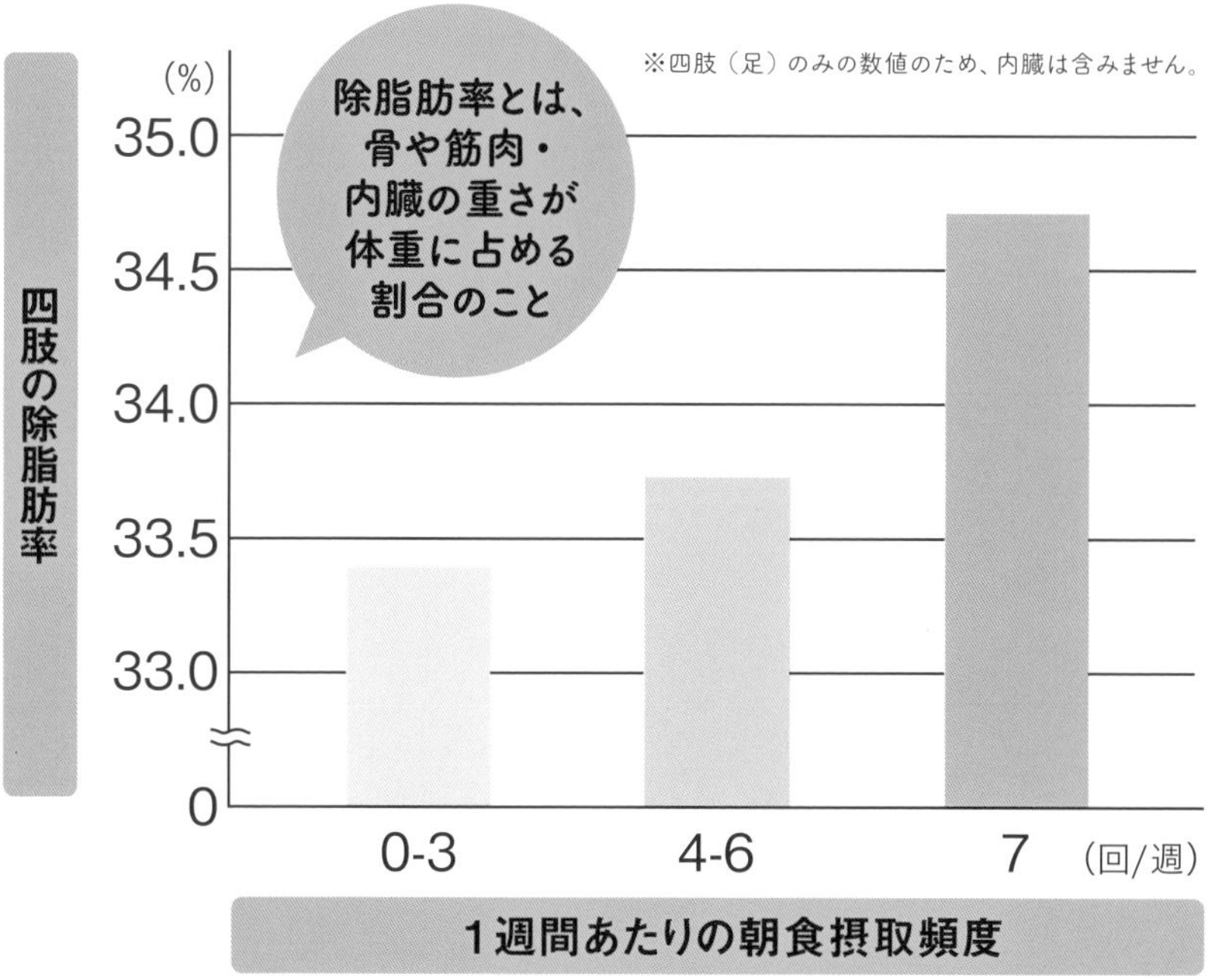

出典：Yasuda J et al. Nutr Res.（2018）をもとに作成

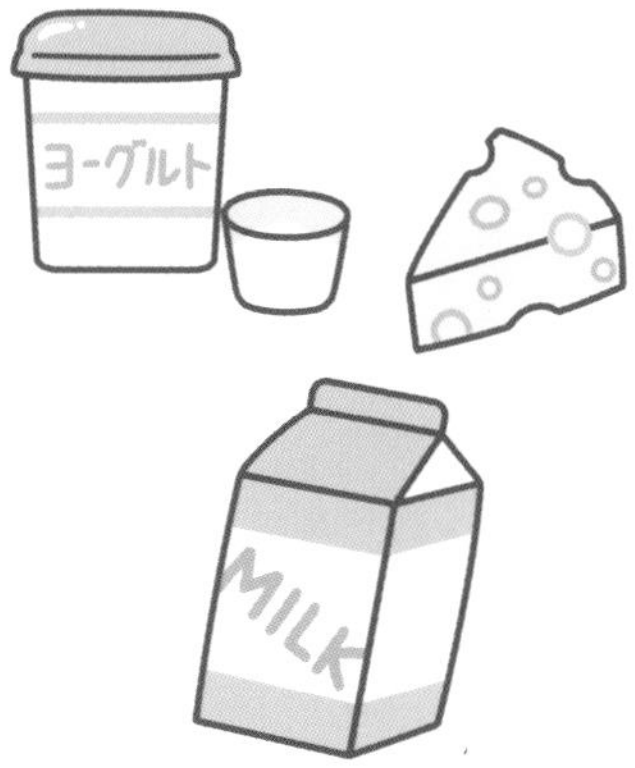

筋肉の合成スイッチをオンに！朝食におすすめの食材

必須アミノ酸の1つ、「ロイシン」は筋肉の合成スイッチをオンにする働きがあります。ヨーグルト、チーズ、牛乳などの乳製品は血中のロイシンを一気に上昇させるので、朝食にぴったりです。なお、脂肪はタンパク質の吸収を緩やかにするため、低脂肪のものを選びましょう。時間がないときは、ロイシンの含有量が多いホエイプロテインをプラスしても◎。

タンパク質
たっぷりレシピ
3

タンパク質は1食に偏らず、毎食20gずつが理想

摂取量に偏りがあると筋肉の合成がはじまらない

これまで、タンパク質は1日の総摂取量が重視されてきました。例えば、1日の摂取推奨量が60gの人の場合、朝食・昼食のタンパク質摂取量が0gであっても、夕食で60g摂れていれば筋肉量は維持できると考えられていたのです。しかし、最新の研究で、たとえ**1日の推奨量を摂れていたとしても、3食の摂取量に極端な偏りがあると筋肉量が低下する**ことがわかりました。

また、少量のタンパク質を小分けに食べるのも、筋肉維持のためにはあまり意味がありません。少量のタンパク質を摂ってもアミノ酸の血中濃度が十分には上がらず、筋肉の合成スイッチがオンにならないからです。つまり、**タンパク質は朝・昼・夜の食事ごとに20gほどまとめて摂取することが大切**なのです。

毎食20gのタンパク質を摂らなければならないと聞くとなかなかハードルが高いように思えますが、肉類や魚類100gで摂れるタンパク質量はおよそ20g。もう少しタンパク質が必要な人でも、これに副菜や乳製品をプラスすれば、筋肉の合成に必要なタンパク質は十分にクリアできます。

朝・昼・夜のタンパク質約20gの食事例

タンパク質は3食きちんと摂る！

1食でもタンパク質の摂取量が不足すると、筋肉量が低下する可能性もあります。

朝食

朝はタンパク質が少なくなりがち。卵やハムなどを追加し、しっかりとタンパク質を摂りましょう。

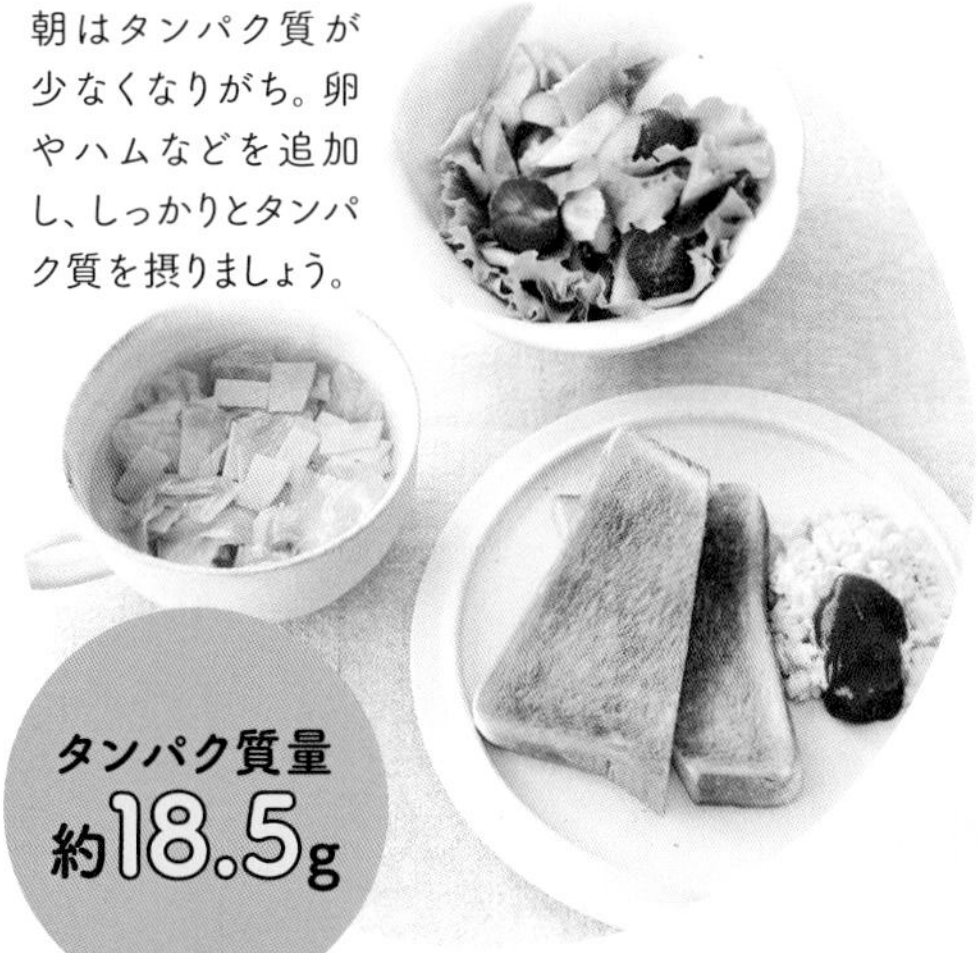

タンパク質量
約18.5g

昼食

日本人の多く（特に女性）は昼もタンパク質が足りていない傾向に。いつもの昼食に1品プラスして足りない分を補いましょう！

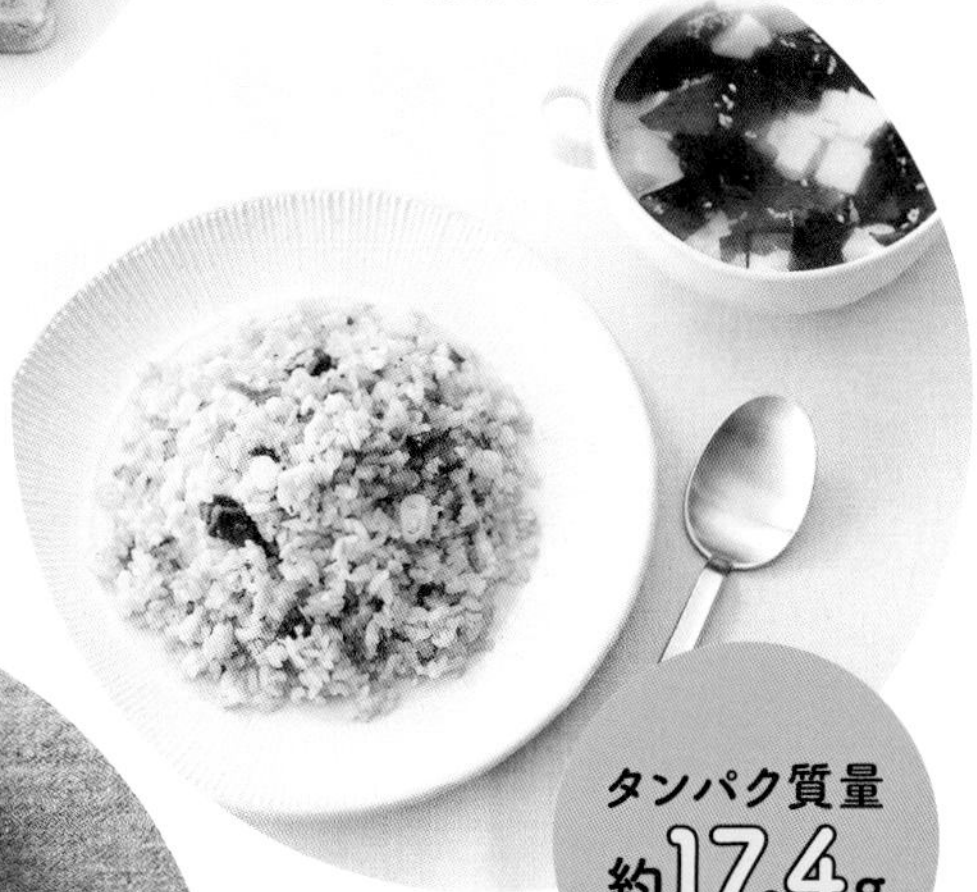

タンパク質量
約17.4g

夕食

夕食は、カロリーを抑えながらもタンパク質豊富なメニューで。睡眠の2時間前までに食べましょう！

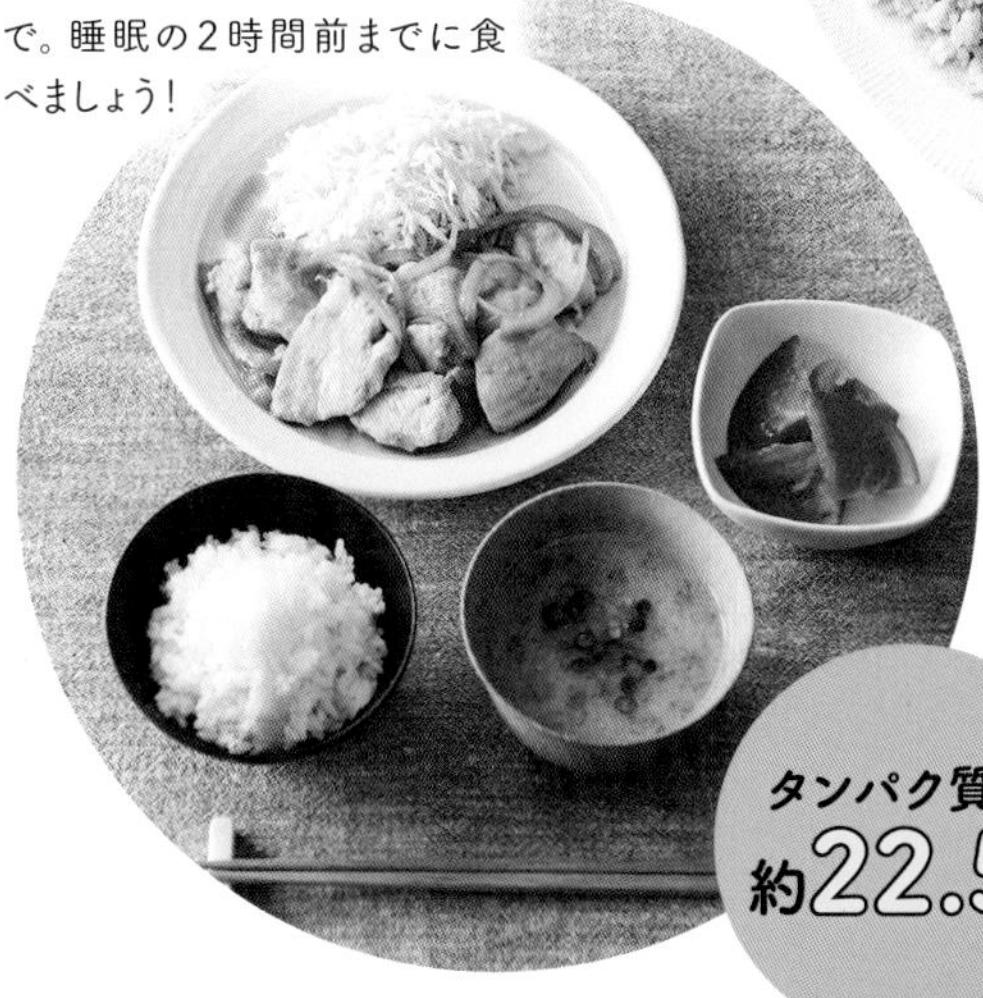

タンパク質量
約22.5g

1日のタンパク質の推奨量は、18歳以上の男性が60g、女性が50gです。このような食事ができていれば、1日に必要なタンパク質をきちんと摂れているということになります。

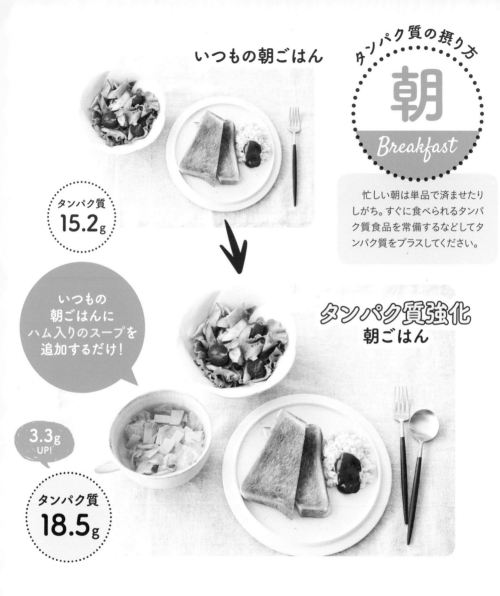

タンパク質の摂り方 朝 Breakfast

忙しい朝は単品で済ませたりしがち。すぐに食べられるタンパク質食品を常備するなどしてタンパク質をプラスしてください。

いつもの朝ごはん

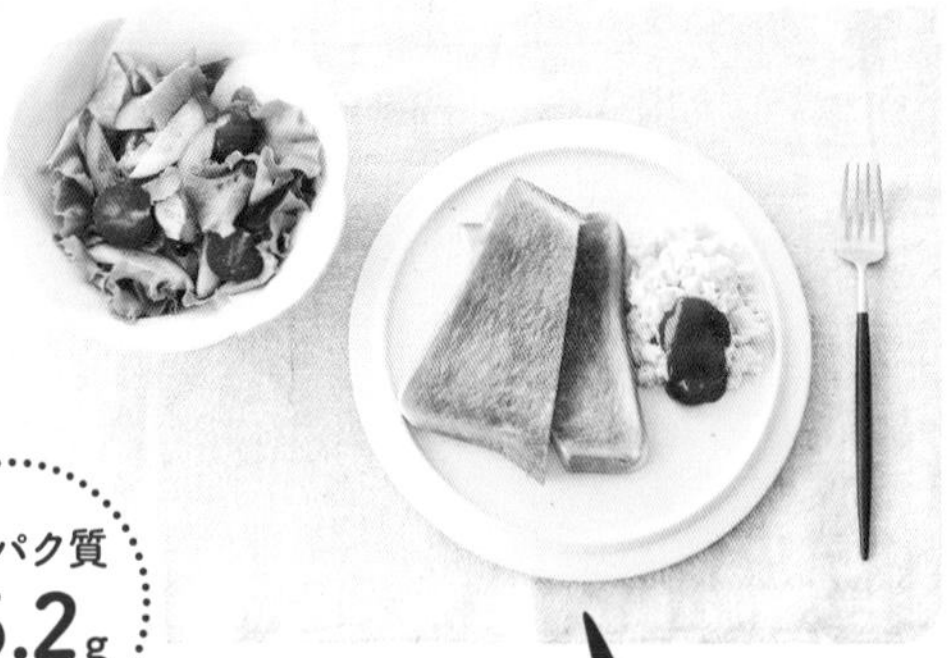

タンパク質
15.2g

いつもの
朝ごはんに
ハム入りのスープを
追加するだけ！

タンパク質強化 朝ごはん

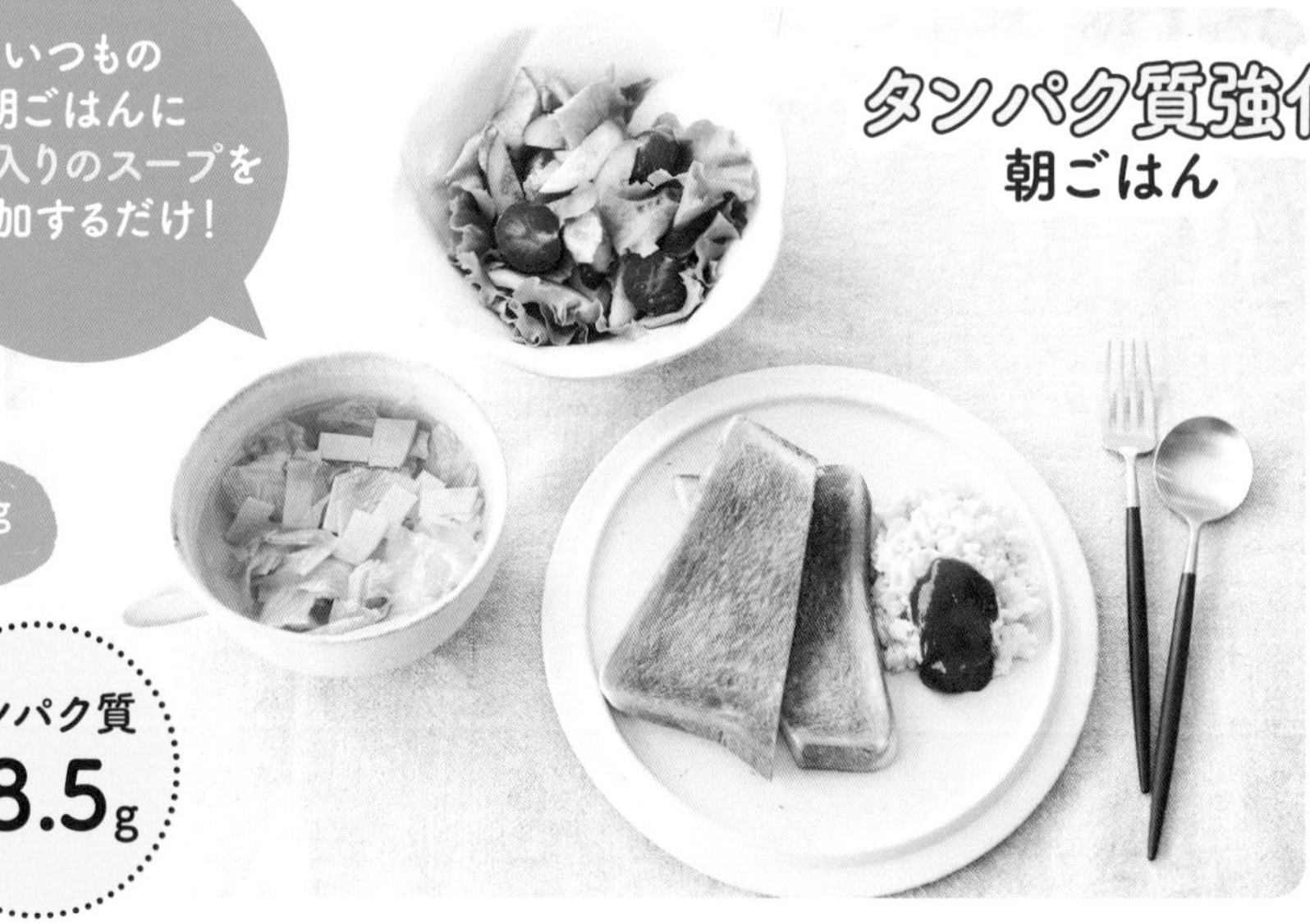

3.3g
UP!

タンパク質
18.5g

朝は忙しく、ごはんを抜いたりコーヒーとトーストで済ませていませんか？トーストに卵やサラダといった組み合わせは定番ですが、十分なタンパク質量まではあと1歩。ハムを加えた野菜スープや、トーストにチーズやしらすをトッピングするのもおすすめです。実はパンにもタンパク質は含まれているので、ちょい足しするだけで十分タンパク質を補うことができます。加熱せず使える食材を上手に活用しましょう。

忙しい朝にピッタリな お手軽タンパク質食材

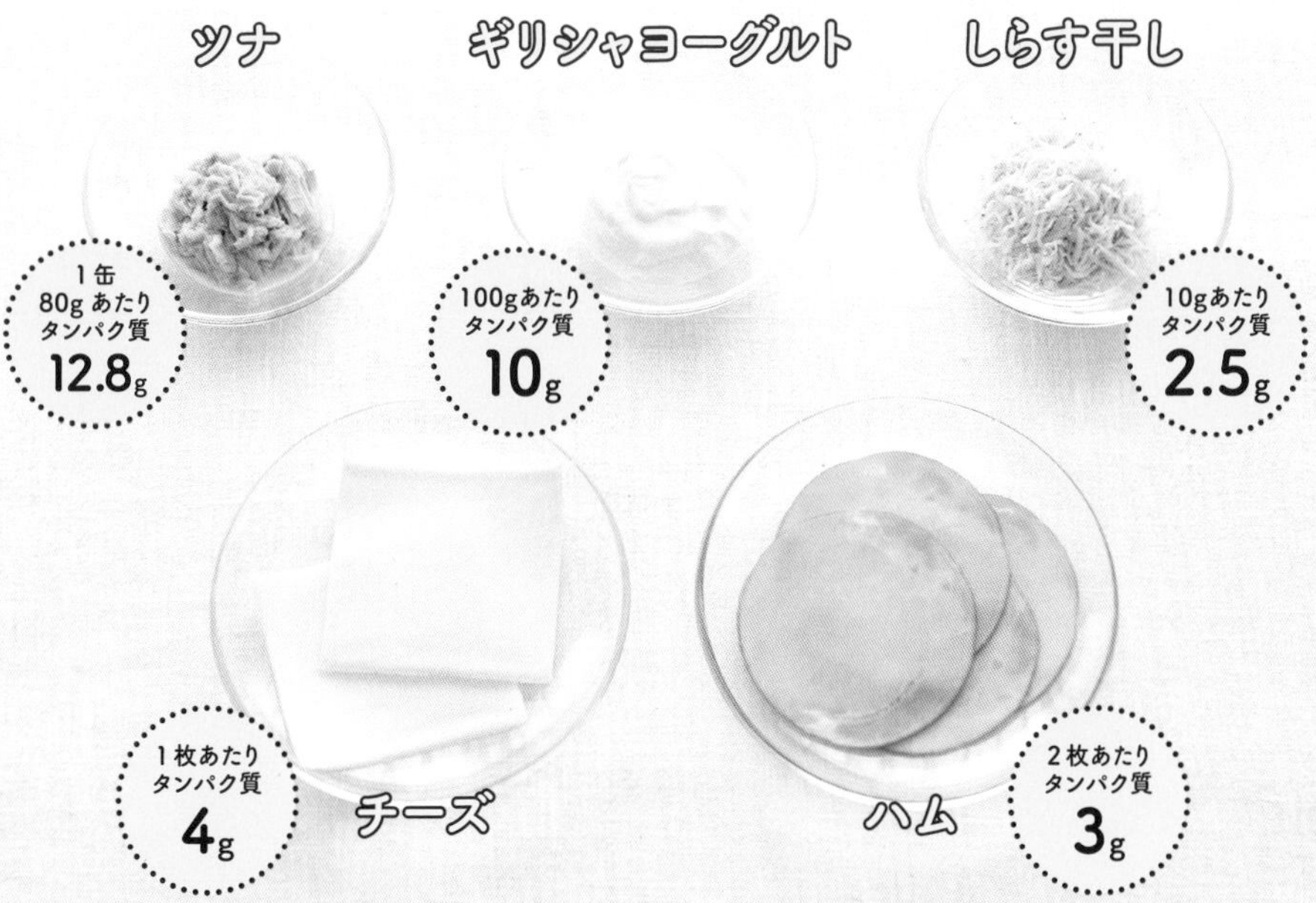

ツナ
1缶
80gあたり
タンパク質
12.8g
ギリシャヨーグルト
100gあたり
タンパク質
10g
しらす干し
10gあたり
タンパク質
2.5g
1枚あたり
タンパク質
4g
チーズ
ハム
2枚あたり
タンパク質
3g

ツナ

ノンオイルのツナ缶は高タンパク・低脂質の食材。サラダなどのトッピングや、市販のスープにそのまま足すなど手軽に摂れる。

ギリシャヨーグルト

100gで10gのタンパク質が摂れることで最近注目の食材。濃厚なので、さっぱりするフルーツを合わせると食べやすい。

しらす干し

しらすは10gあたりタンパク質が2.5gと豊富。冷凍保存しておけば使いたいだけ解凍して、料理に入れられて便利。カルシウムも多く含まれている。

チーズ

スライスチーズは1枚で4gのタンパク質が摂れる。乳製品は優秀なタンパク源。不足しやすいカルシウムも補えて一石二鳥。

ハム

ハム2枚で3gのタンパク質が摂れる。朝から料理をしなくても、手軽にお肉を食べられる便利な食材。

しらす青のりおにぎり

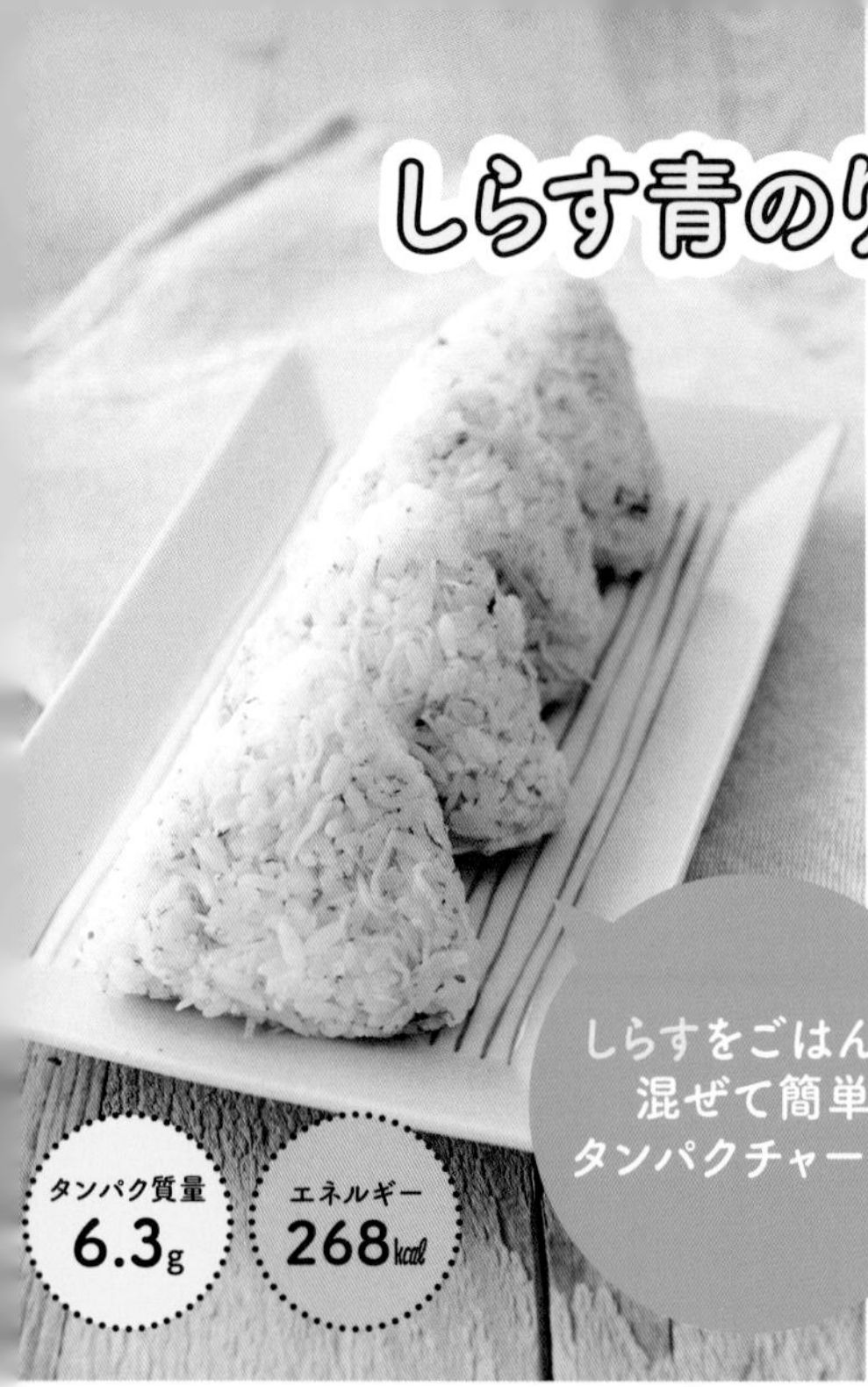
しらすをごはんに
混ぜて簡単
タンパクチャージ！
タンパク質量
6.3g
エネルギー
268kcal

材料

ごはん……茶碗2杯分
Ⓐ しらす干し…大さじ大盛り2杯(20g)
Ⓐ 青のり、白ごま……各小さじ1/2

作り方

❶ ごはんにⒶを混ぜ込む。
❷ 4等分して握る。

のりチーズトースト

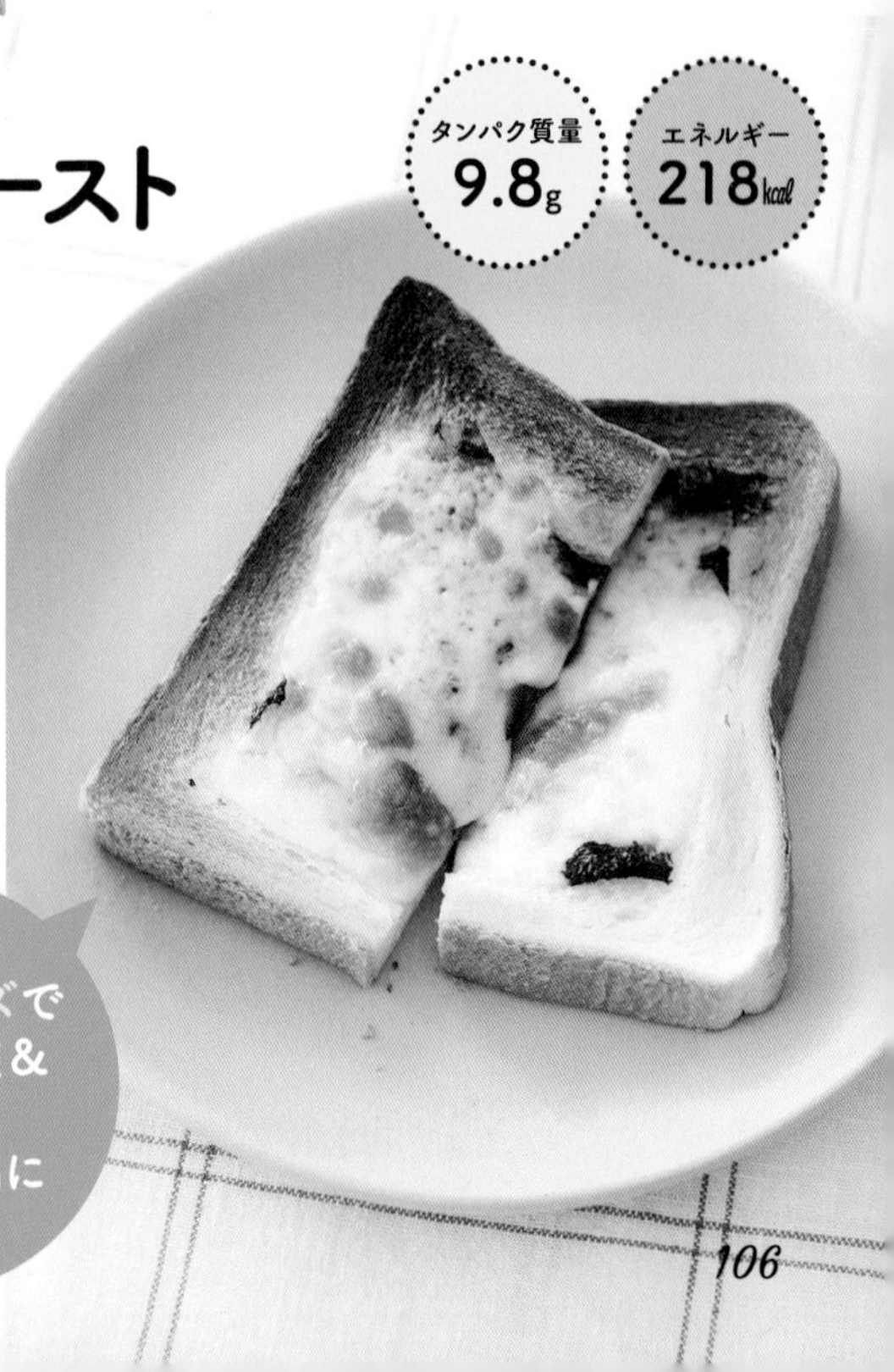
タンパク質量
9.8g
エネルギー
218kcal
のりとチーズで
タンパク質＆
ミネラル
豊富な1品に

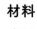

材料

食パン……2枚
のり……1/2枚
スライスチーズ……2枚

作り方

❶ 食パンにのりをちぎってのせ、スライスチーズをのせてトーストする。

ツナサラダ

タンパク質量 6.9g
エネルギー 77kcal

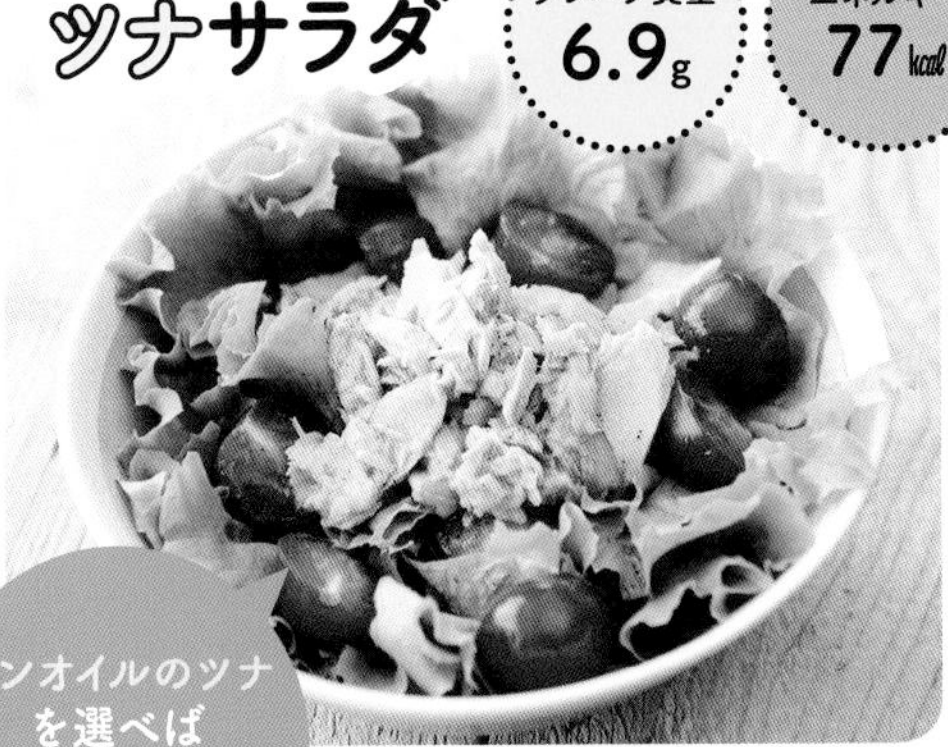

ノンオイルのツナを選べば脂質の心配なし!

材料

リーフレタス……2～3枚
ミニトマト……4個
ノンオイルツナ……1缶
Ⓐ オリーブオイル、酢……各小さじ2
Ⓐ 塩、ブラックペッパー……各少々

作り方

❶ Ⓐを混ぜドレッシングをつくる。ミニトマトは半分に切る。
❷ 皿にレタスをちぎってのせ、ミニトマトとツナをのせてドレッシングをかける。

フルーツヨーグルト

ビタミンA・C・Eが摂れて朝向き

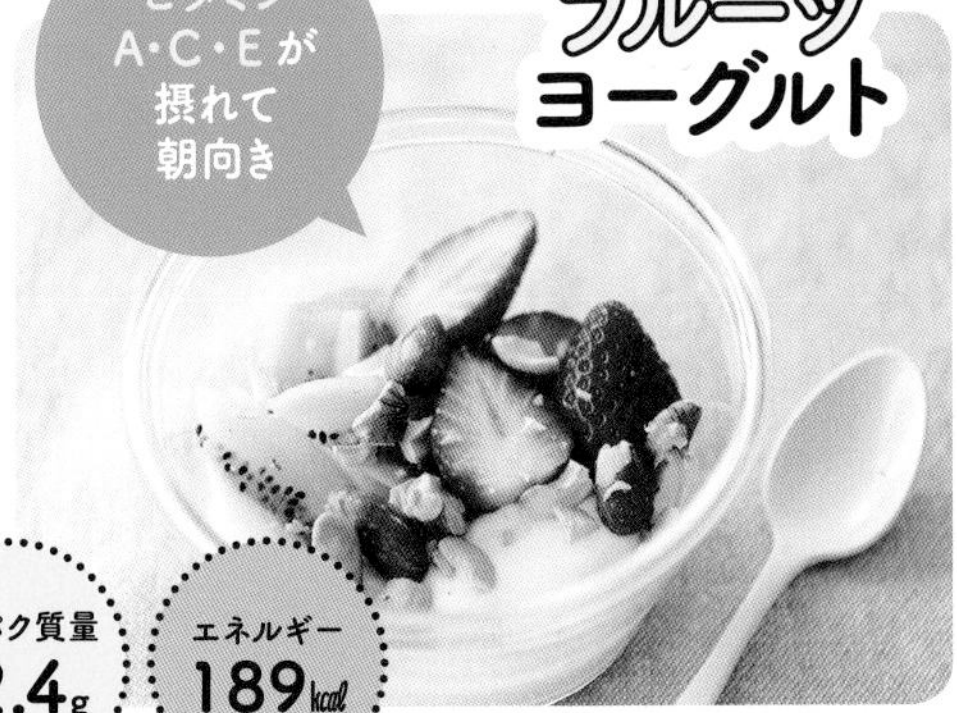

タンパク質量 12.4g
エネルギー 189kcal

材料

ギリシャヨーグルト……200g
いちご、キウイ……各適量
ナッツ類……適量

作り方

❶ いちごとキウイは食べやすい大きさに切る。
❷ ヨーグルトを器に盛り、いちご、キウイ、ナッツを散らす。

ハムとレタスのスープ

お湯を注ぐだけの簡単スープで胃腸も目覚めさせる!

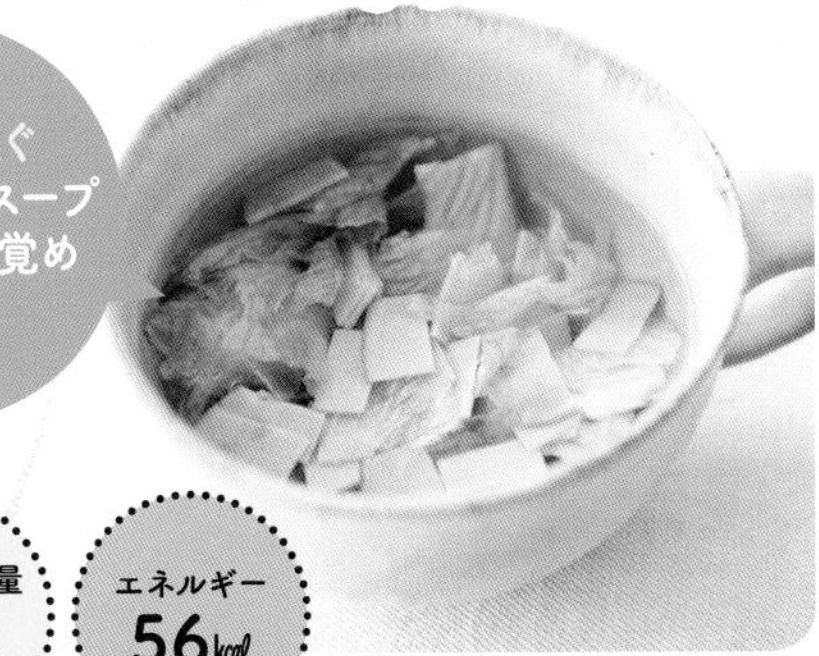

タンパク質量 4.5g
エネルギー 56kcal

材料

ハム……4枚
レタス……3枚
顆粒コンソメ……小さじ1/2
お湯……400ml

作り方

❶ ハムは食べやすい大きさに切る。レタスはちぎる。
❷ 器に❶とコンソメを半量ずつ入れ、熱湯を注ぐ。

タンパク質の摂り方

昼

Lunch

昼食に多い外食などは糖質多め、タンパク質少なめです。糖質でエネルギーを補給しつつ、1品タンパク質を追加しましょう。

いつもの昼ごはん

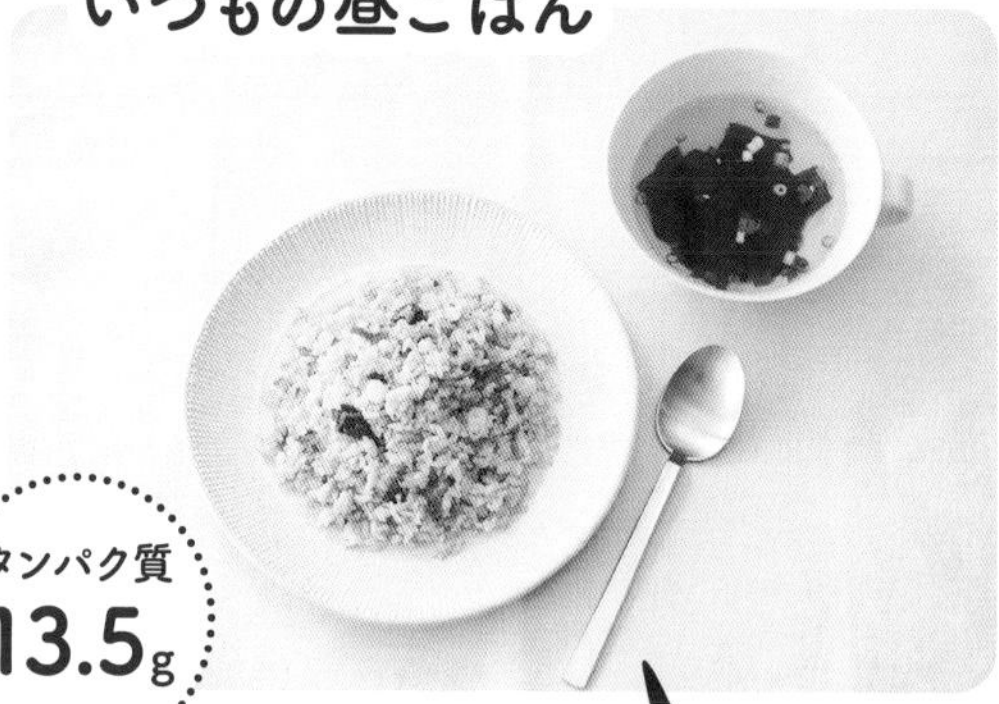

タンパク質
13.5g

タンパク質強化 昼ごはん

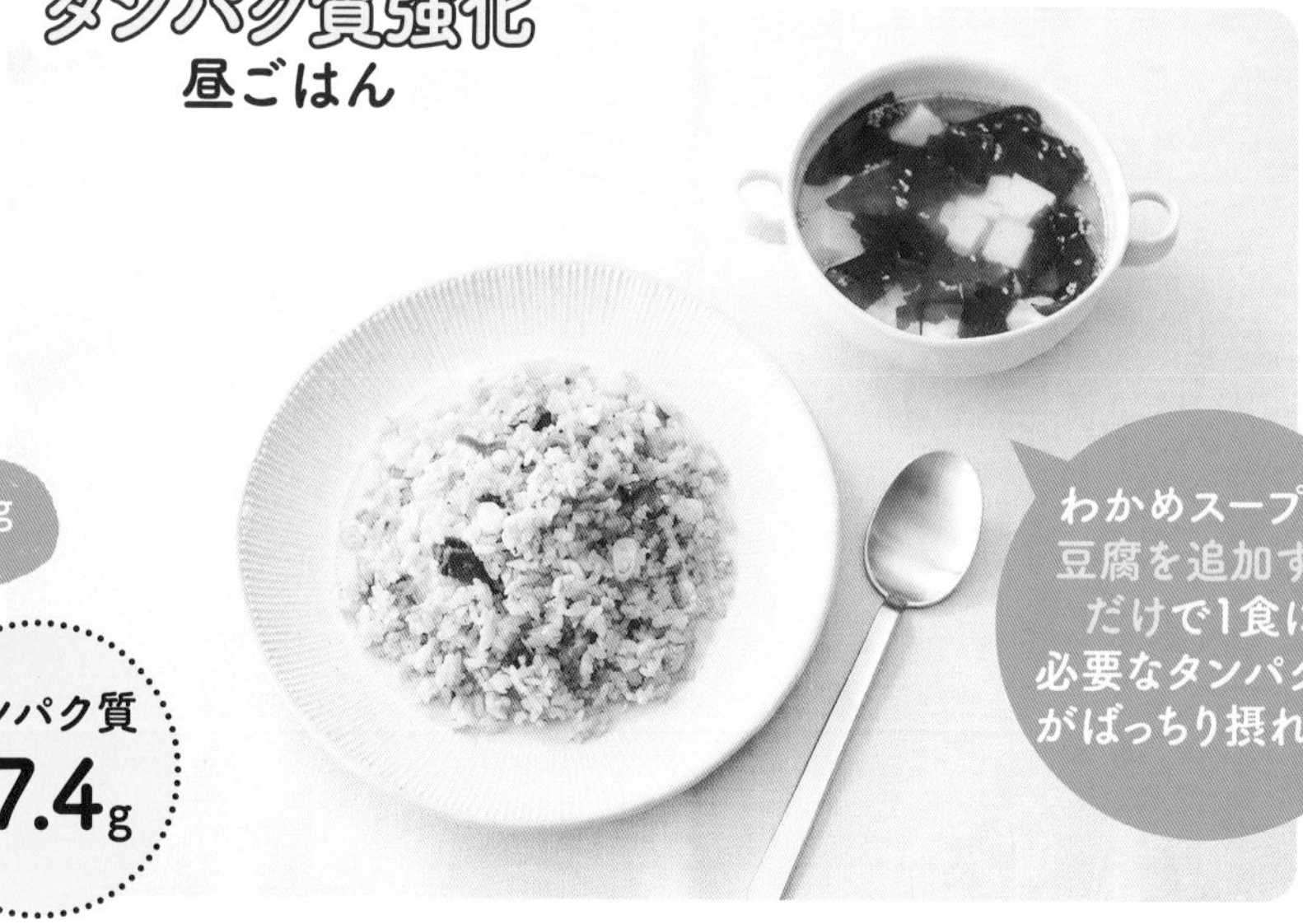

3.9g UP!

タンパク質
17.4g

わかめスープに豆腐を追加するだけで1食に必要なタンパク質がばっちり摂れる!

バタバタなお昼ごはんは1品料理や、副菜があっても簡単なスープを添える程度、ということも多いのではないでしょうか。チャーハンなどごはんものやざるそばやうどんなどの麺類といった主食メインの1皿料理はタンパク質が不足しやすいので、副菜で補ってあげましょう。同じスープでも豆腐を加えるだけでタンパク質を補うことが可能です。手軽にできるタンパク質副菜を活用して、タンパク質を強化してあげましょう。

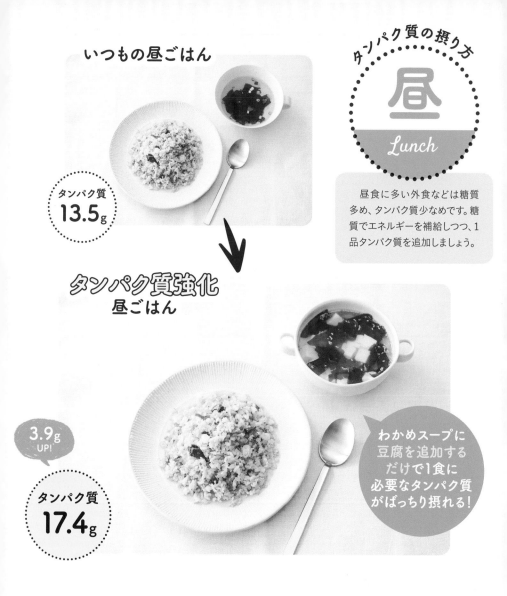

いつもの昼ごはんに 1品追加するだけ！

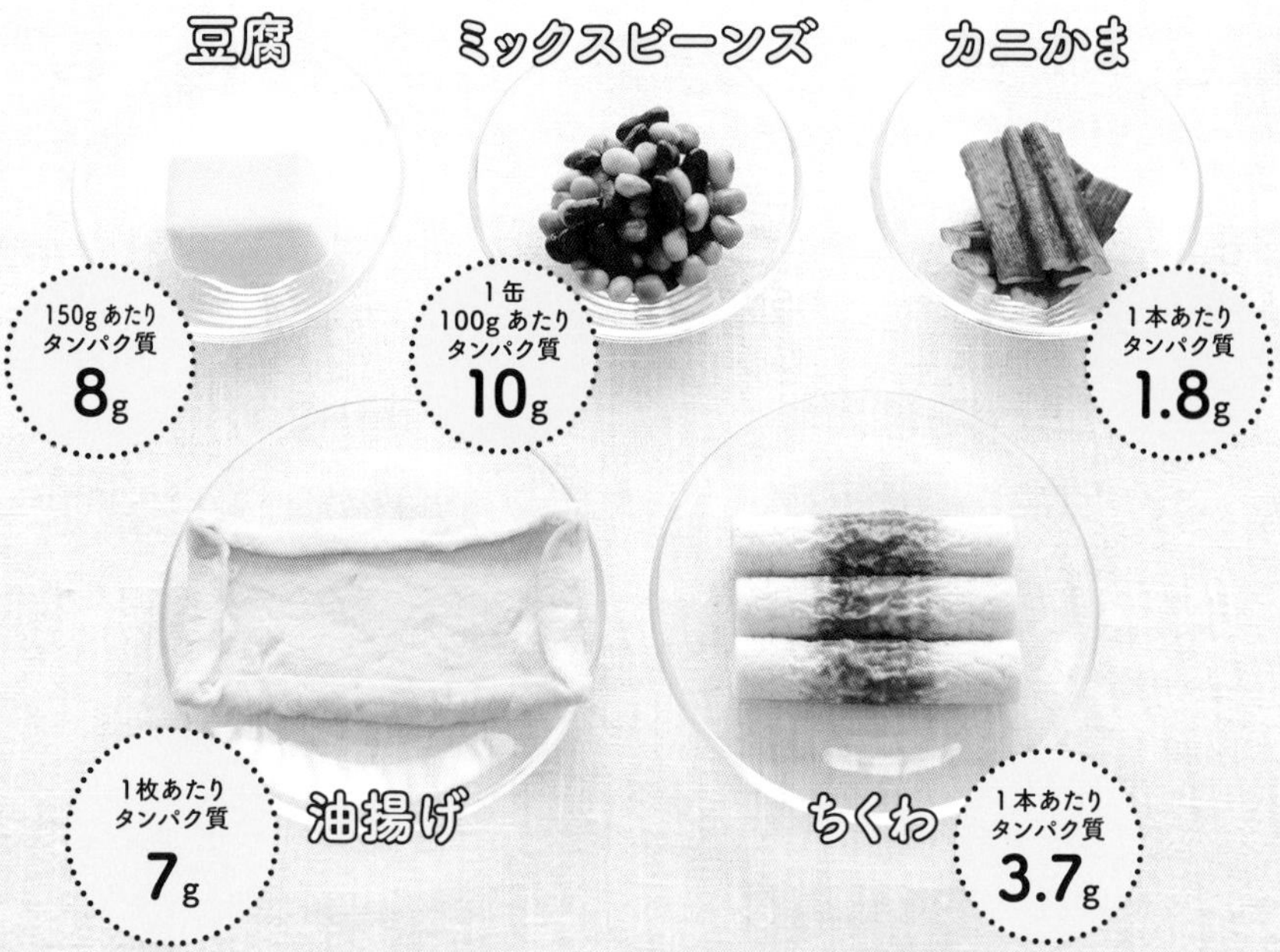

豆腐

豆腐は1パック8gのタンパク質が摂れる。特に木綿豆腐はカルシウムなどの栄養素が多く含まれる。小分けパックの豆腐は副菜にも便利。

ミックスビーンズ

ミックスビーンズは1缶10gのタンパク質が摂れる。缶詰になっていて使い勝手◎。女性が積極的に摂りたい大豆イソフラボンやビタミン、ミネラルも豊富。

カニかま

カニカマは1本あたり1.8gのタンパク質が含まれる。さいてサラダにのせたりスープに入れたり、手軽に使えるうえ、量が調整できて便利。

油揚げ

油抜きした油揚げは1枚7gのタンパク質が摂れる。脂質がある分食べ応えは◎。油抜きして短冊切りにして冷凍保存もおすすめ。

ちくわ

ちくわの1本あたりのタンパク質は3.7g。魚の練り製品は脂質も少なめで淡泊でさまざまな料理に使いやすいのでおすすめ。

ちくわのめんたいマヨ和え

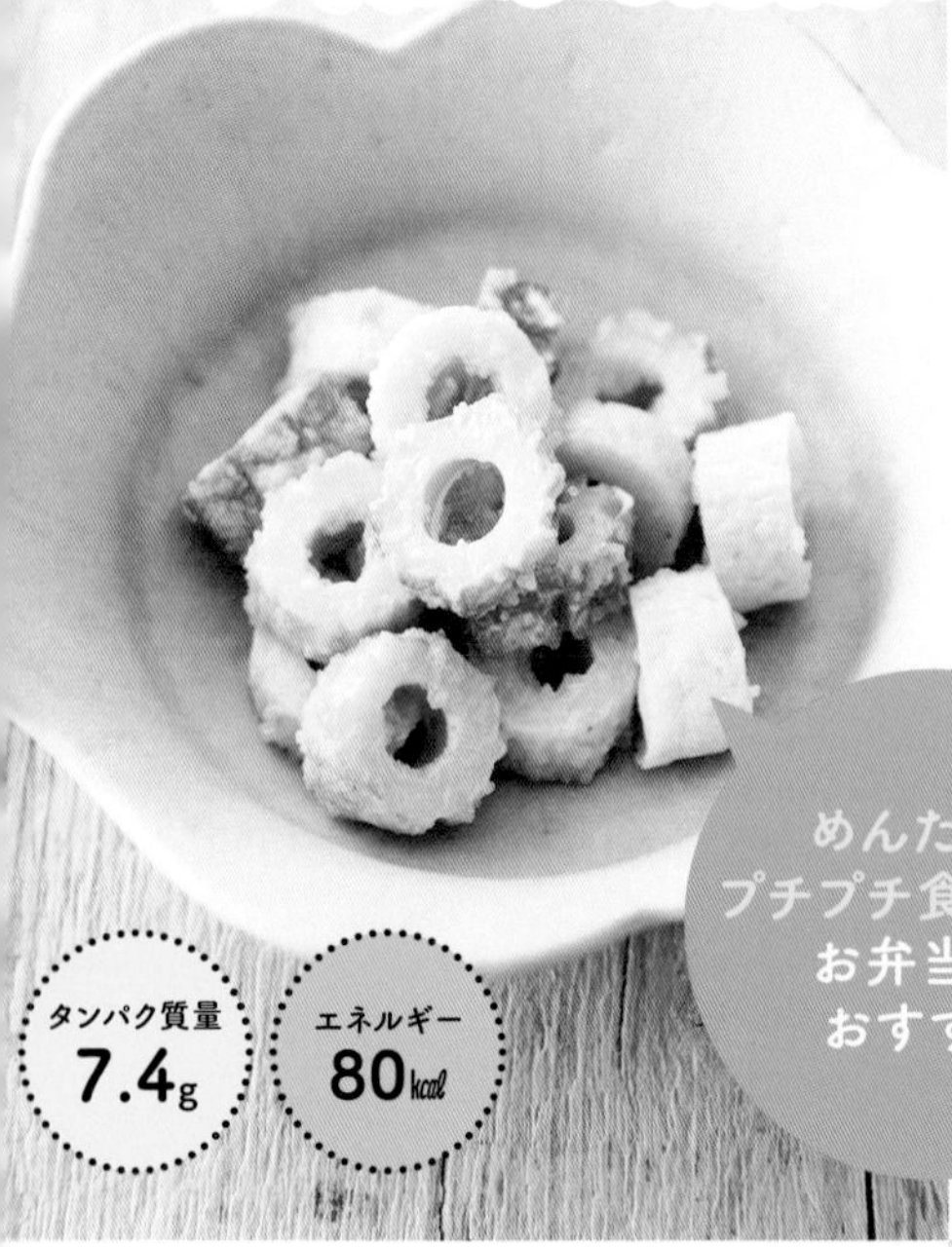

めんたいの
プチプチ食感が◎。
お弁当にも
おすすめ！

タンパク質量
7.4g

エネルギー
80kcal

材料

ちくわ……3本

Ⓐ
- 明太子……1/2本
- マヨネーズ……小さじ1

作り方

❶ ちくわは食べやすい大きさに切る。

❷ ボウルにⒶを合わせ、ちくわを和える。

豆とトマトのサラダ

タンパク質量
5.8g

エネルギー
135kcal

材料

ミックスビーンズ……1缶

トマト……1個

Ⓐ
- 塩、ブラックペッパー……各少々
- レモン汁、オリーブオイル……各小さじ2
- 砂糖……ひとつまみ

作り方

❶ トマトは2 cm角に切る。

❷ ボウルにⒶを合わせ、ミックスビーンズとトマトを和える。

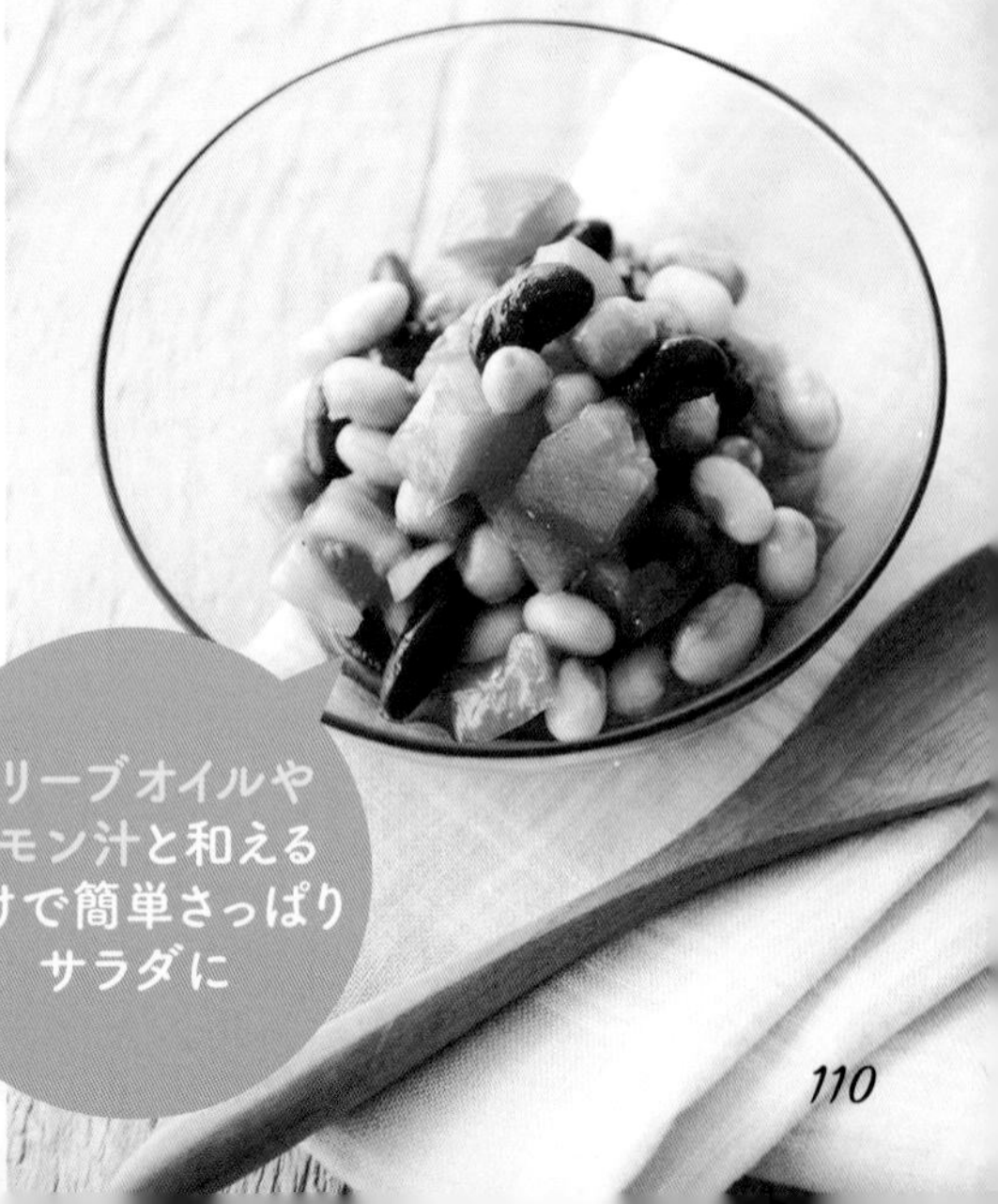

オリーブオイルや
レモン汁と和える
だけで簡単さっぱり
サラダに

カニカマもずく酢

市販のもずく酢を使って味つけいらず

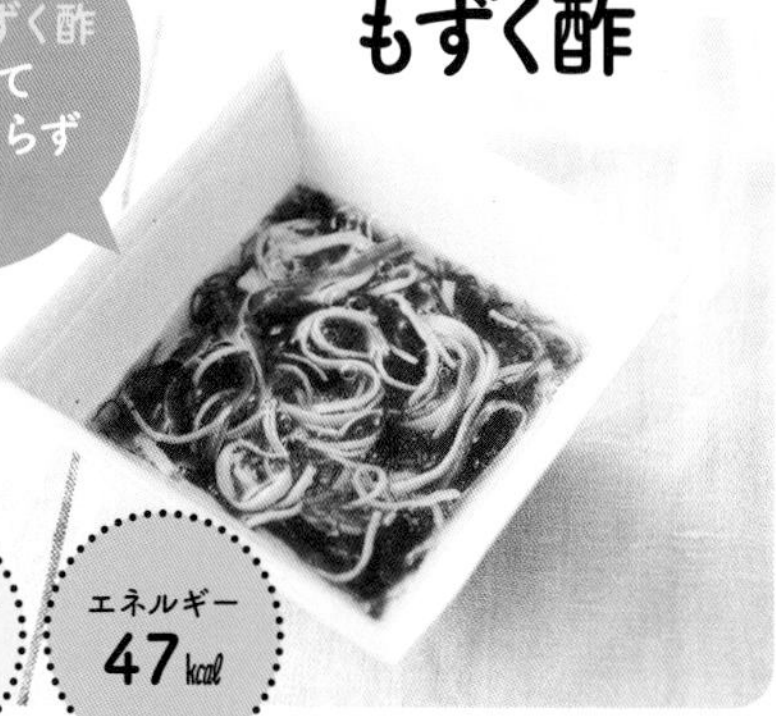

タンパク質量 **2.9g**　エネルギー **47kcal**

材料

もずく酢……2パック
カニ風味かまぼこ……4本

作り方

❶ カニ風味かまぼこは食べやすくほぐす。
❷ ❶をもずく酢と和える。

ほうれん草とお揚げのみそ汁

お椀でつくれる具たっぷりみそ汁

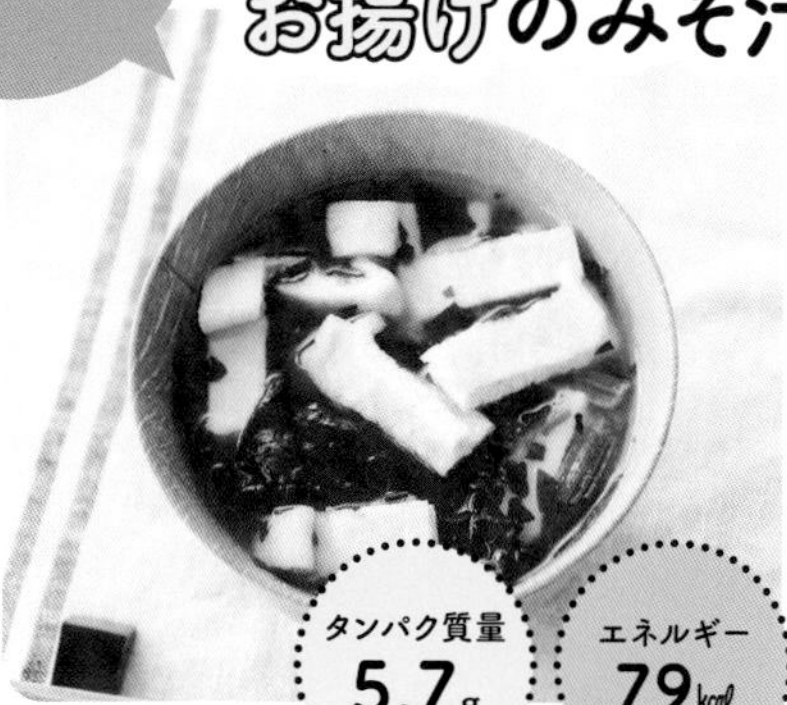

タンパク質量 **5.7g**　エネルギー **79kcal**

材料

油揚げ……1/2枚
冷凍ほうれん草……80g
みそ……大さじ1と1/2
顆粒和風だし……小さじ1/4
お湯……400ml

作り方

❶ 油揚げは熱湯をかけ油抜きし、水気をキッチンペーパーでしっかり拭いて短冊切りにする（冷凍保存可）。
❷ ❶とみそとほうれん草、顆粒だしをお椀に入れ熱湯を注ぎ混ぜる。

豆腐とわかめの中華スープ

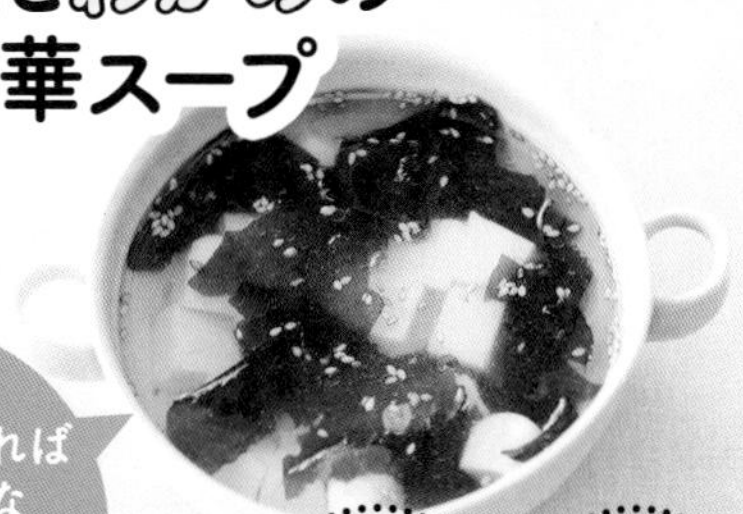

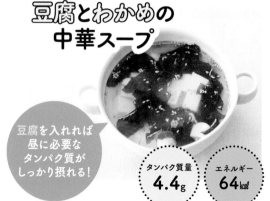

豆腐を入れれば昼に必要なタンパク質がしっかり摂れる！

タンパク質量 **4.4g**　エネルギー **64kcal**

材料

豆腐……小分け1パック
Ⓐ 乾燥わかめ……ふたつまみ
Ⓐ 白ごま……適量
Ⓐ ごま油……適量
Ⓐ 顆粒鶏がらスープ……大さじ1/2
お湯……300ml

作り方

❶ 豆腐は角切りにする。
❷ 器に❶とⒶを半量ずつ入れ、熱湯を注ぐ。

タンパク質の摂り方

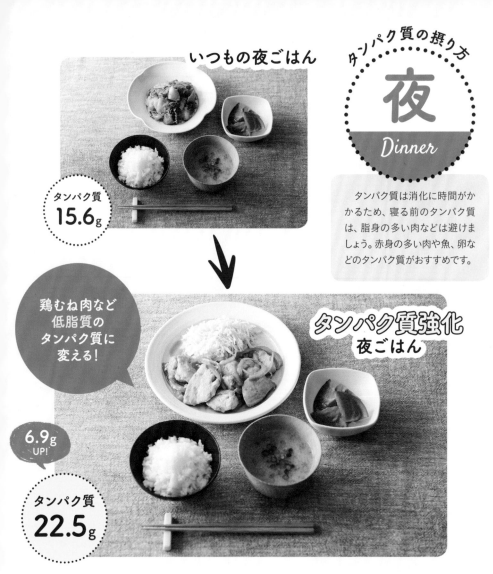

夜

Dinner

タンパク質は消化に時間がかかるため、寝る前のタンパク質は、脂身の多い肉などは避けましょう。赤身の多い肉や魚、卵などのタンパク質がおすすめです。

いつもの夜ごはん

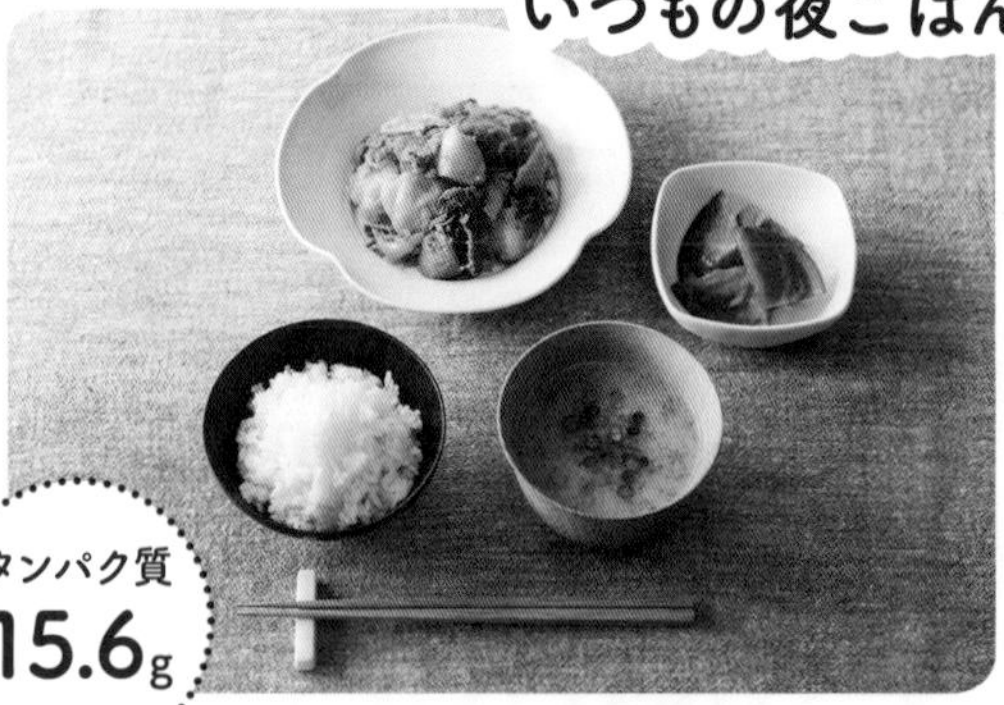

タンパク質
15.6g

タンパク質強化 夜ごはん

鶏むね肉など低脂質のタンパク質に変える！

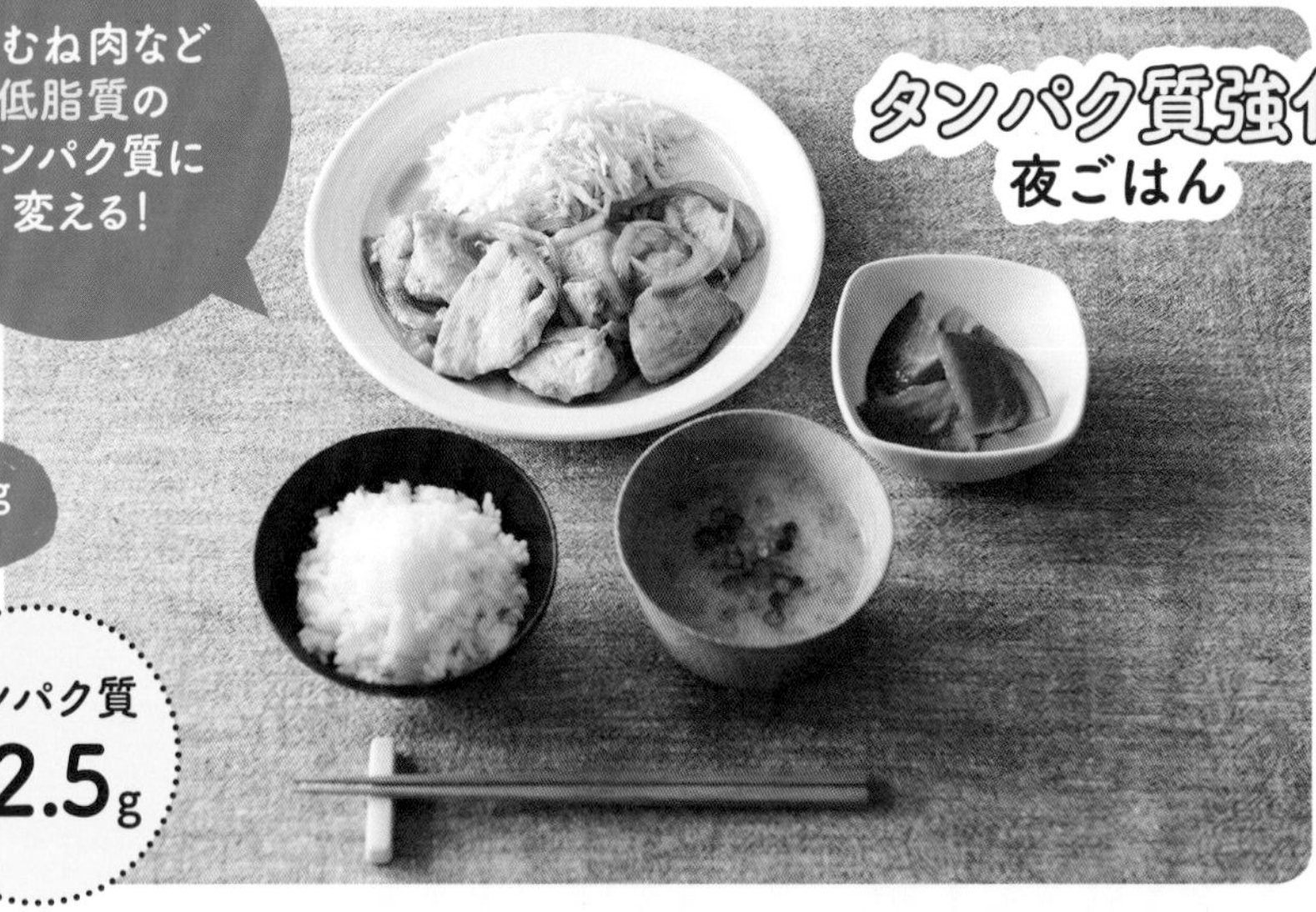

6.9g UP!

タンパク質
22.5g

夜ごはんでは、ある程度タンパク質をしっかり摂れていることが多いですが、肉じゃがなど野菜中心の主菜に、野菜のみの副菜という組み合わせになるとタンパク質が不足することがあります。こういった場合は副菜にタンパク源の食材をちょい足しするか、主菜をタンパク源メインの料理にするとよいでしょう。夜ごはんは消化不良を起こさないよう、低脂質で高タンパクな食材がおすすめです。

タンパク質チャージの優等生
夜はしっかり「鶏むね肉」で！

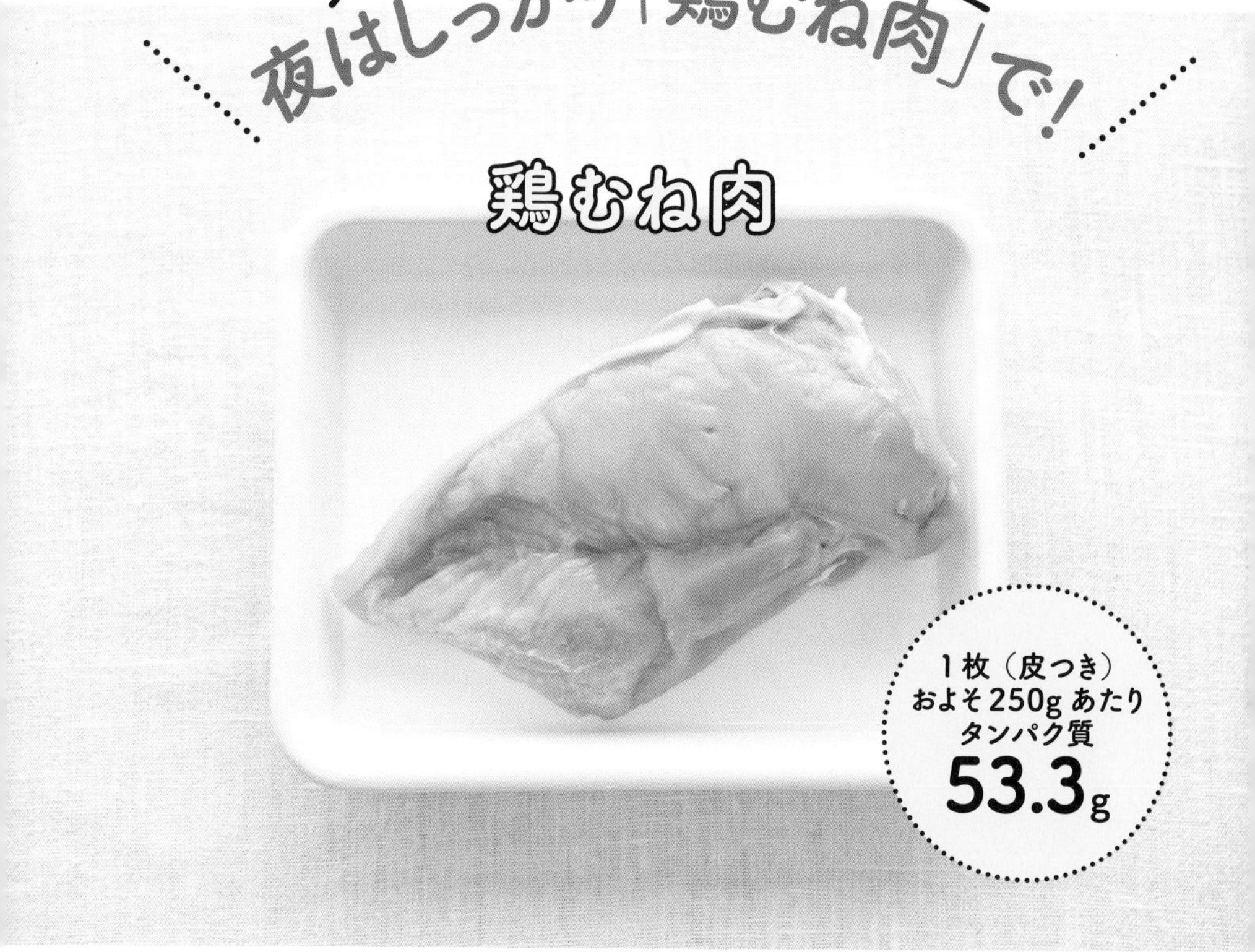
鶏むね肉
1枚（皮つき）
およそ250gあたり
タンパク質
53.3g

鶏むね肉はタンパク質のほかに
さまざまな栄養素が摂れる

高タンパク・低脂質の食材の筆頭が鶏むね肉。皮つきの場合は、脂質の多い皮を取り除けばよりヘルシーになります。疲労回復効果のある「イミダゾールジペプチド」も豊富で（88〜89ページ）、さらに、タンパク質の代謝に関わるビタミンB6、タンパク質のほか糖質、脂質の代謝も促進するナイアシンやパントテン酸、丈夫な骨をつくるのに欠かせないビタミンKなどの栄養素も含まれています。

味が淡泊な分、どんな料理にも合い、安価なのも鶏むね肉の魅力です。次ページからのレシピを参考に鶏むね肉料理をつくって、タンパク質をおいしく摂りましょう！

タンパク質のつくり置き

鶏むね肉

しっとりチキン

炊飯器で下準備！

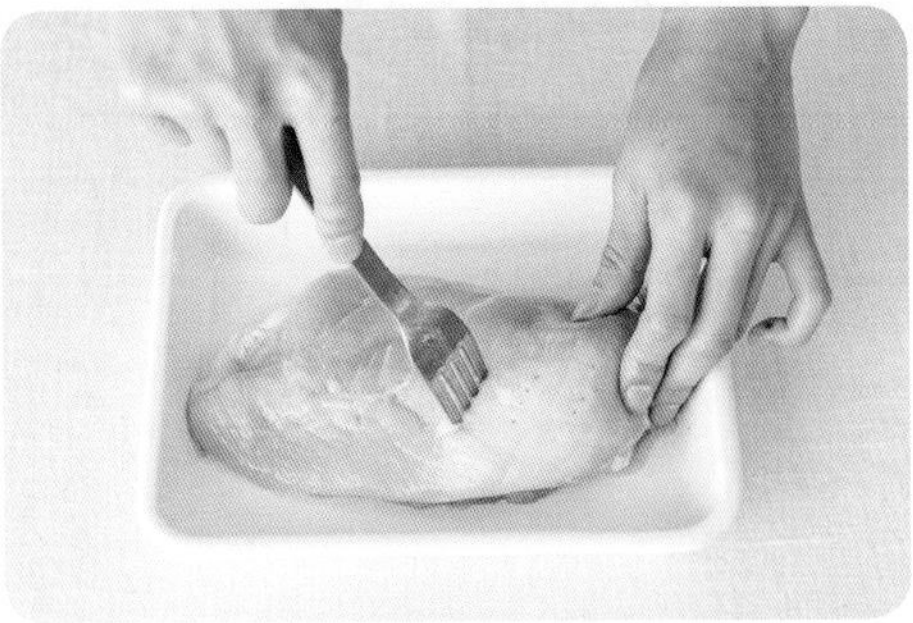

1

鶏むね肉は皮をはいで両面をフォークで数ヵ所刺す。

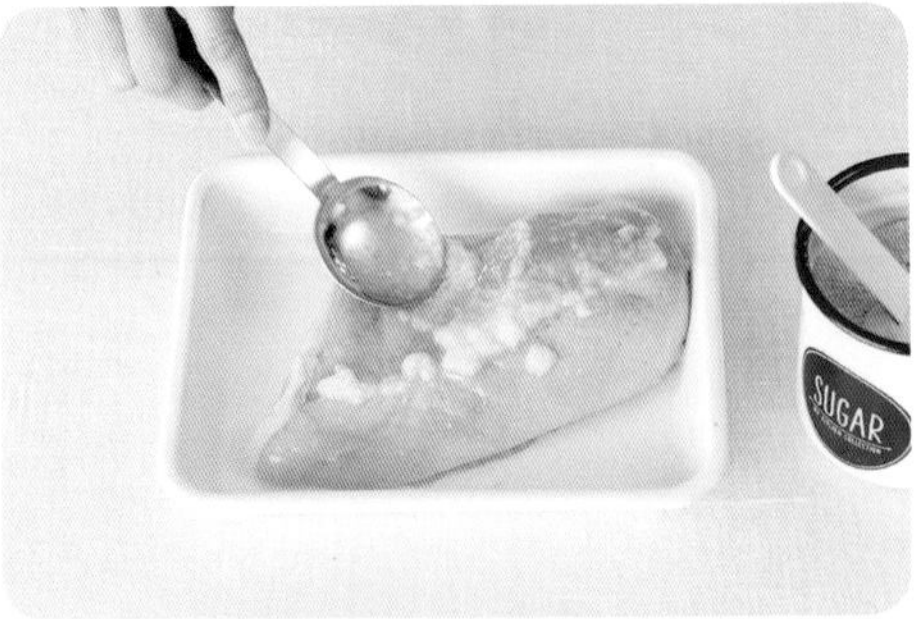

2

塩麹と砂糖を両面に塗って密封袋に入れる。

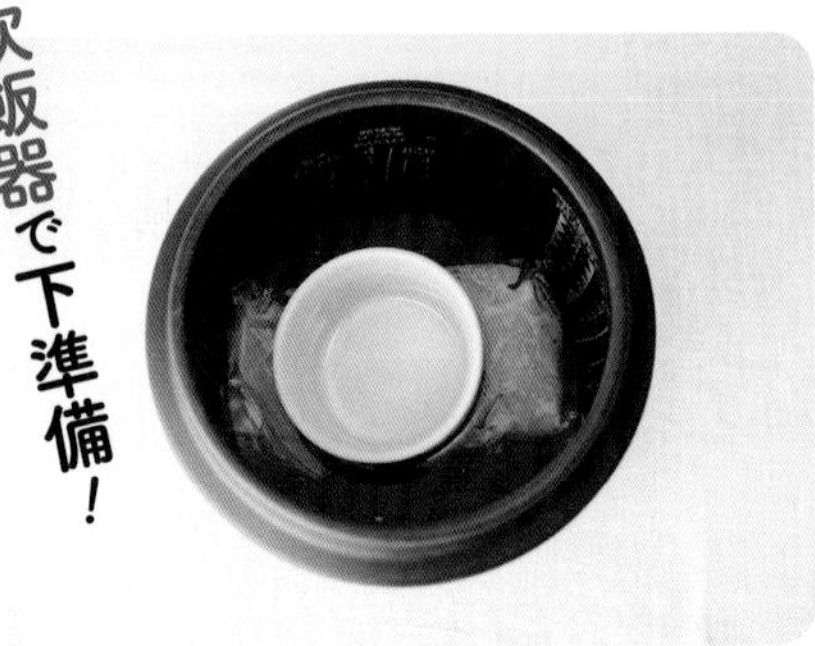

3

炊飯器に2と熱湯を被るまで加え、浮いてこないように耐熱皿などをのせて1時間保温する（2枚の場合は2時間）。中まで火が通ったら完成。

※炊飯器の機種によって保温時間は前後します。

しっとりチキンは、皮をはぐことで脂質の量を減らすことが可能です。脂質を気にしない場合は皮つきでもOK。フォークで刺して筋線維を壊し、硬くなるのを防ぐうえ、加熱ムラを防ぎます。麹はタンパク質をやわらかくする働き、砂糖は保水効果があります。そのまま3日ほど冷蔵保存可能。ほぐして冷凍すれば2週間ほどもちます。サラダや丼、スープにちょい足しできて便利です。なかのつけ汁は鶏のだしと塩麹が溶けているのでスープに活用できます。

しっとりチキン アレンジメニュー

炊飯器で下準備をしたしっとりチキンを使ったレシピを紹介します。

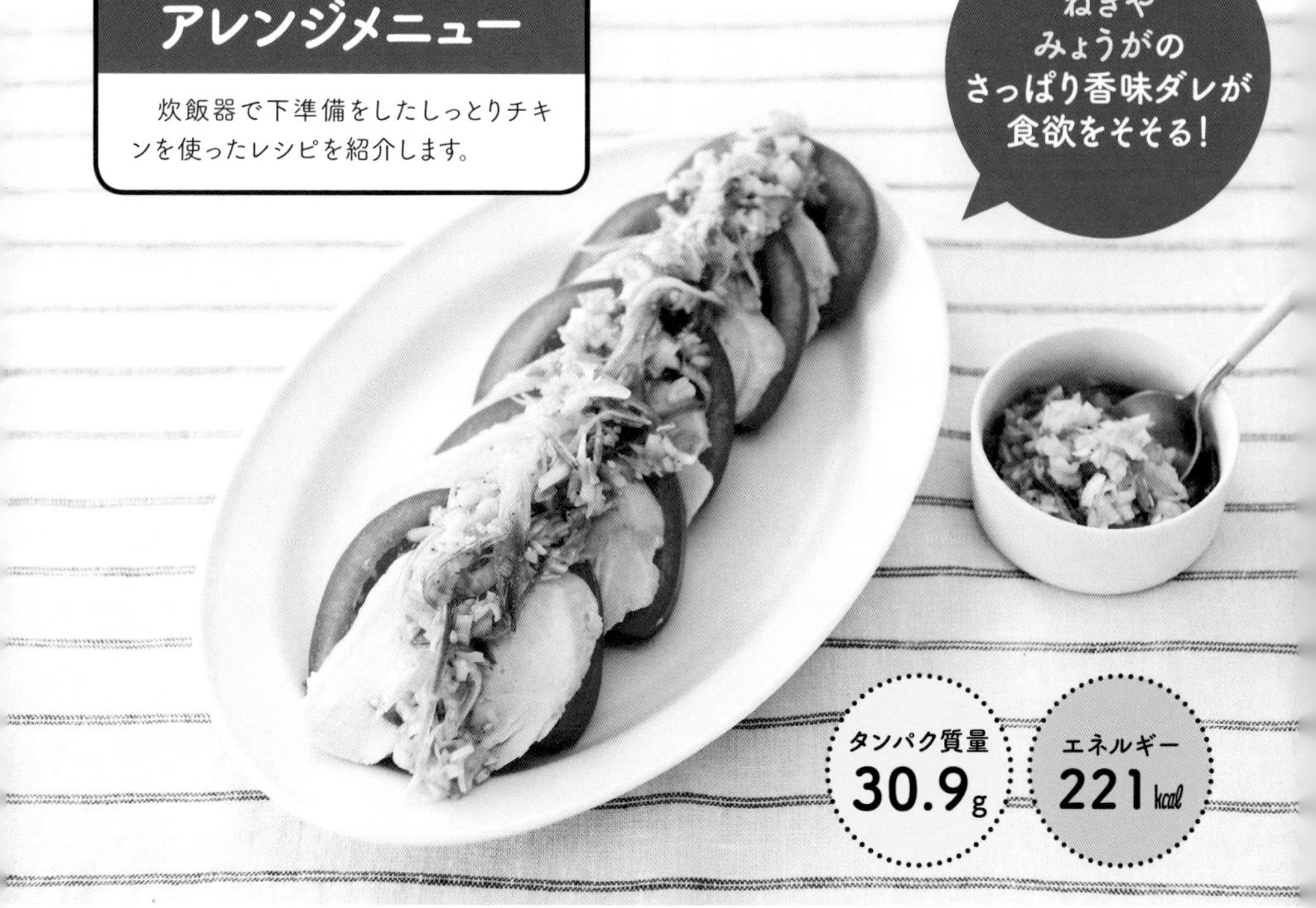

ねぎや
みょうがの
さっぱり香味ダレが
食欲をそそる!

タンパク質量 **30.9g**　エネルギー **221kcal**

低温調理

しっとりチキンの香味ダレ

材料（2～3人分）

＜しっとりチキン＞
- 鶏むね肉……1枚
- 塩麹……大さじ1
- 砂糖……小さじ1/2

トマト……1個

＜香味ダレ＞
- 長ねぎ……1/2本
- みょうが……1個
- Ⓐ 顆粒鶏がらスープ、ごま油、酢、白ごま……各小さじ1
- Ⓐ ブラックペッパー……適量

作り方

❶ しっとりチキン（作り方は右ページ）は食べやすくスライスする。トマトは半月切りにする。

❷ ＜香味ダレ＞長ねぎはみじん切りにする。みょうがは半分に切って薄切りにし、Ⓐを合わせる。

❸ 皿にチキンとトマトを交互に並べ、❷をかける。

しっとりチキンの梅ソースかけ

材料（2～3人分）

しっとりチキン……1枚
水菜……1/2束
Ⓐ
- 梅チューブ……小さじ1
（なければ梅干し2個の実をたたく）
- めんつゆ（3倍濃縮）……大さじ1
- ごま油……小さじ2

作り方

❶ 水菜は5㎝幅に切る。しっとりチキンは食べやすい大きさに切る。
❷ 水菜を器に盛り、チキンをのせて、Ⓐを合わせてかける。

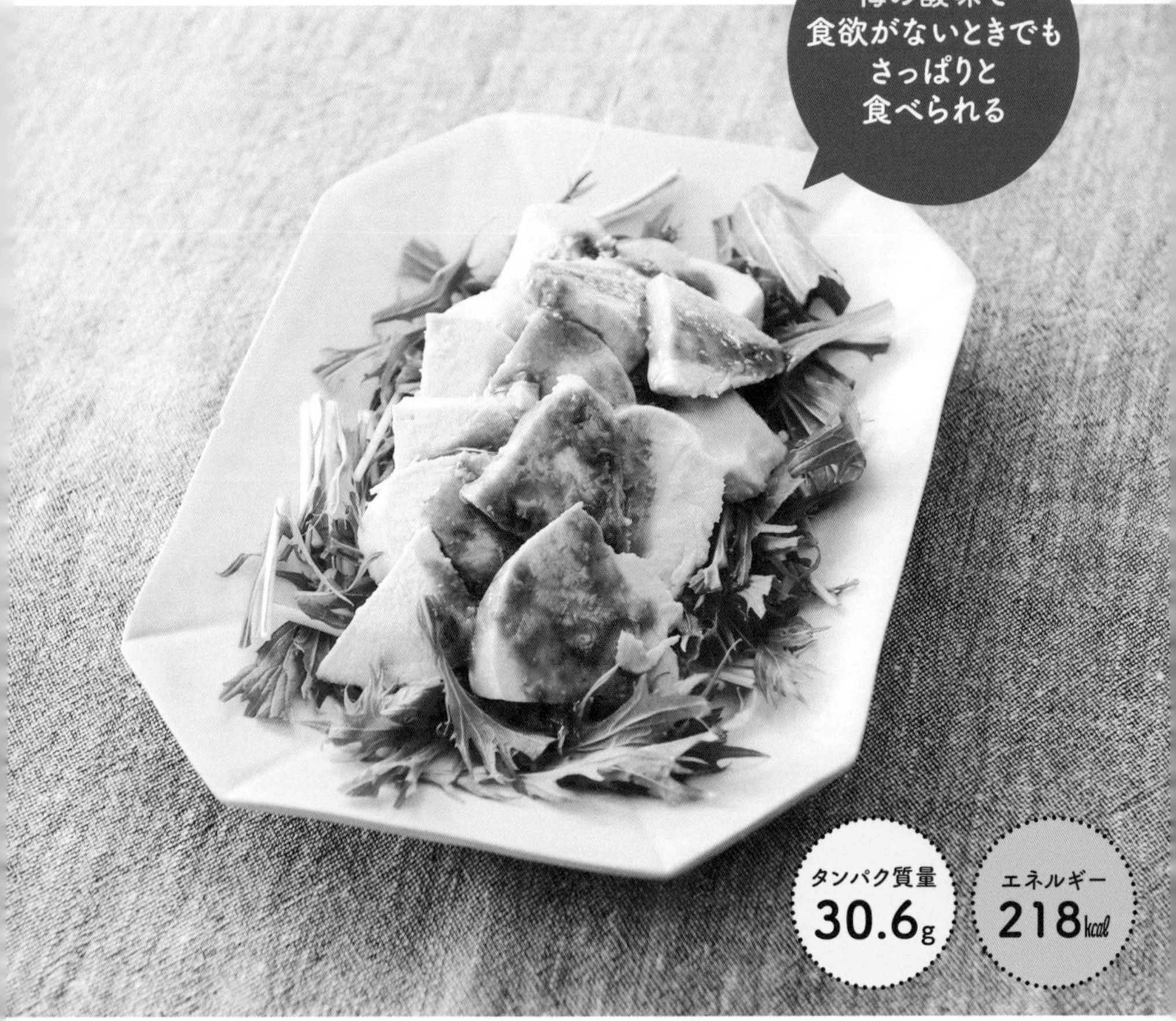

梅の酸味で
食欲がないときでも
さっぱりと
食べられる

タンパク質量
30.6g

エネルギー
218kcal

しっとりチキンのアボカドユッケ風

材料

しっとりチキン……100g
アボカド……1/2個
卵黄……1個
青ねぎ（小口切り）……適量
Ⓐ しょうゆ、コチュジャン……各小さじ1
Ⓐ 砂糖、ごま油……各小さじ1/2
Ⓐ おろしにんにく……小さじ1/4

作り方

❶ しっとりチキンは大きめにほぐし、アボカドは1cm角に切る。
❷ ボウルにⒶを合わせて❶を加え和える。
❸ 皿に盛り、卵黄をのせて青ねぎを散らす。

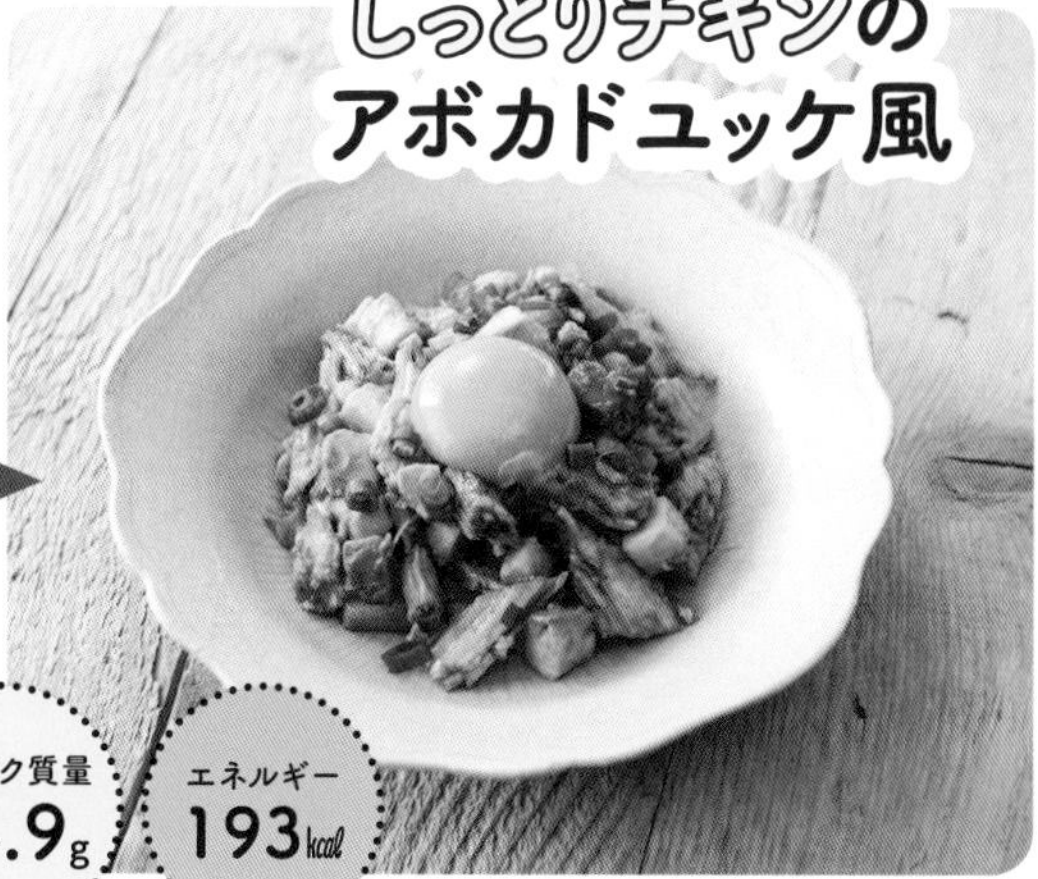

アボカドと合わせればビタミンEや食物繊維がたっぷり摂れる

タンパク質量 14.9g
エネルギー 193kcal

しっとりチキンとトマトのゆず胡椒和え

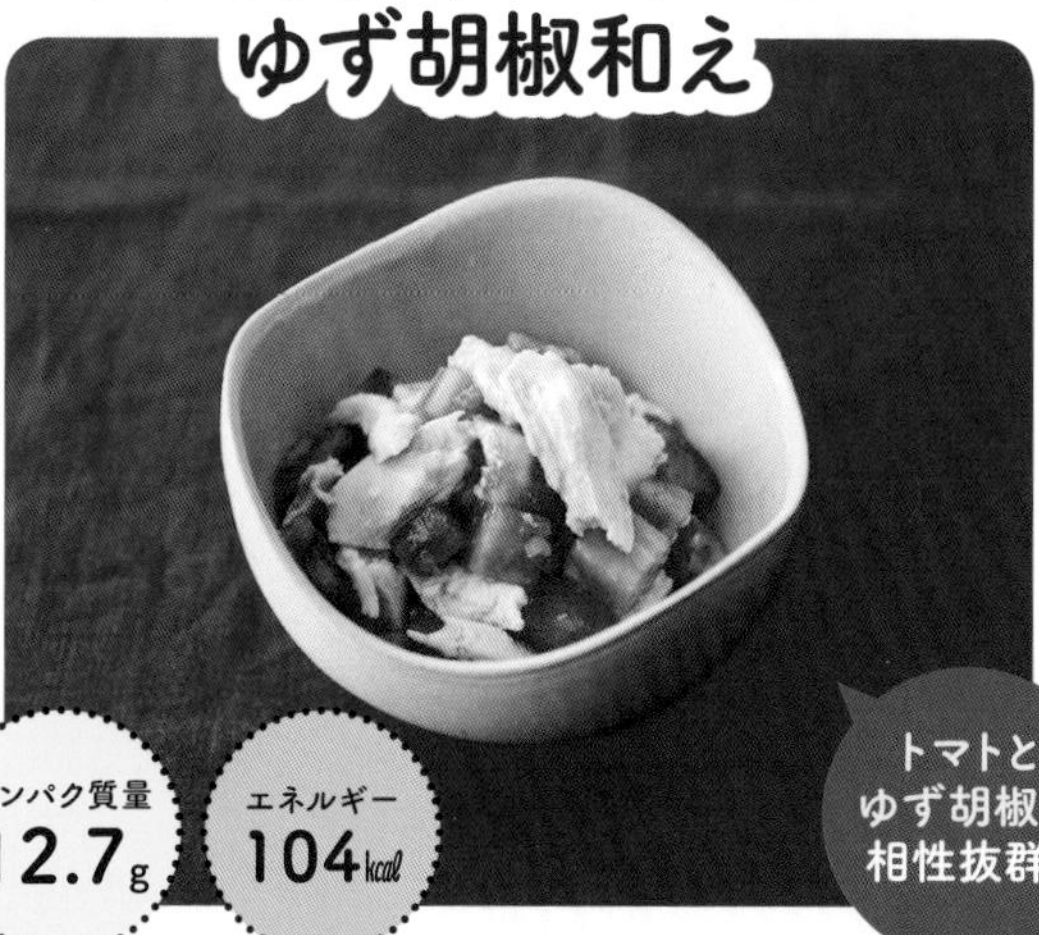

タンパク質量 12.7g
エネルギー 104kcal

トマトとゆず胡椒の相性抜群！

材料

しっとりチキン……100g
トマト……1個
Ⓐ 塩麹……小さじ1と1/2～2
Ⓐ ゆず胡椒、オリーブオイル……各小さじ1/2

作り方

❶ しっとりチキンは食べやすい大きさにほぐす。トマトは2cm角に切る。
❷ ボウルにⒶを合わせ❶を和え、器に盛る。

鶏むね肉のチーズ炒め

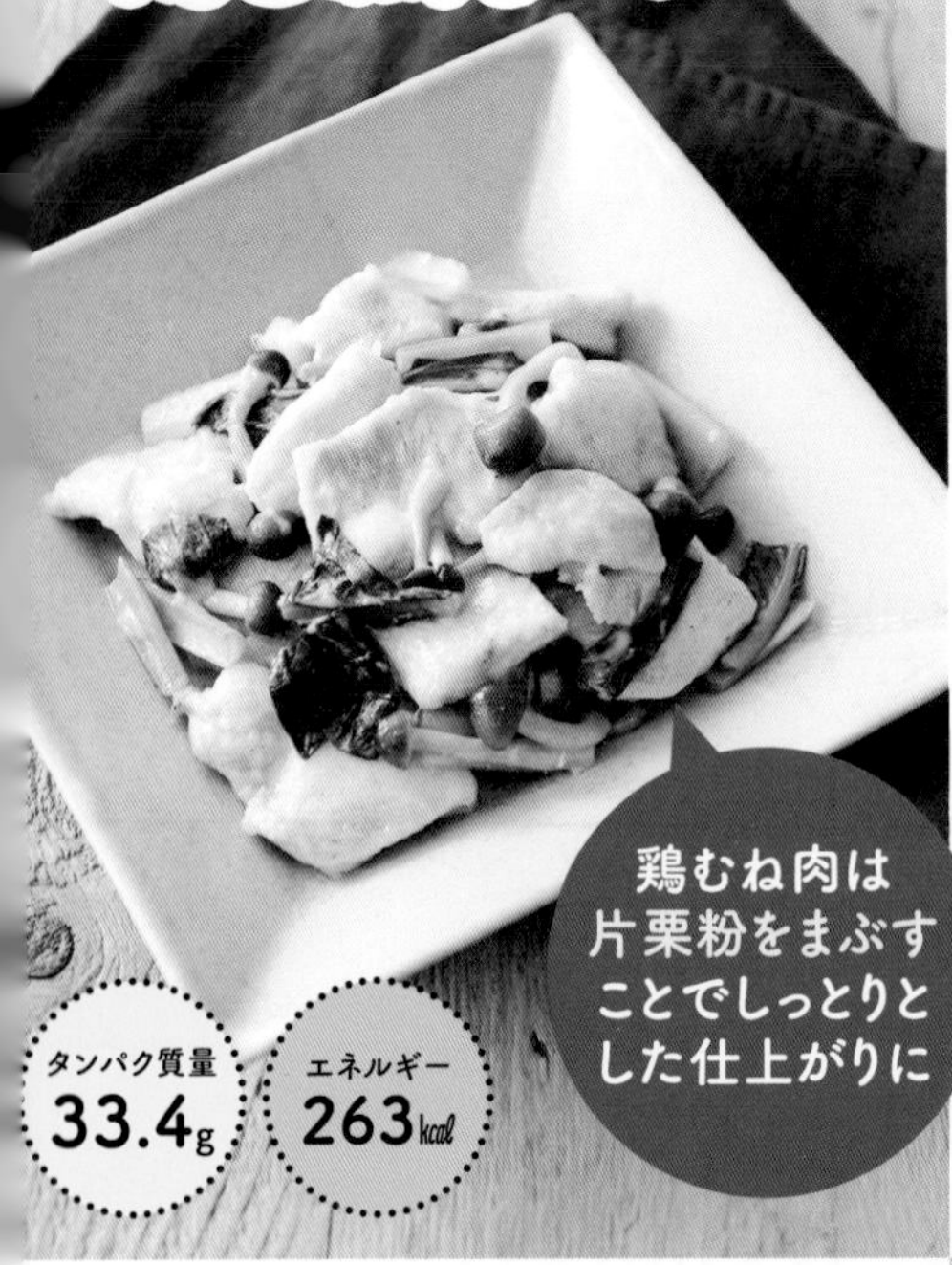

鶏むね肉は片栗粉をまぶすことでしっとりとした仕上がりに

タンパク質量 33.4g　エネルギー 263kcal

材料（2～3人分）

- 鶏むね肉……1枚
- 小松菜……2株
- しめじ……1/2袋
- とろけるスライスチーズ……2枚
- 塩、こしょう……各少々
- 片栗粉……大さじ1
- オリーブオイル……小さじ2

作り方

❶ 小松菜は3cm幅に切る。しめじは石づきを落としてほぐす。鶏むね肉の皮をはいでそぎ切りにし、塩、こしょうをふり、片栗粉をまぶす。

❷ フライパンにオリーブオイルを熱し、鶏むね肉の色が変わるまで炒める。

❸ 小松菜としめじを加え、ふたをして弱火で2～3分蒸し焼きにする。

❹ とろけるスライスチーズをちぎって加え、炒め合わせる。

鶏むね肉の生姜焼き

材料（2～3人分）

- 鶏むね肉……1枚
- 玉ねぎ……1/2個
- サラダ油……適量
- 塩、こしょう……各少々
- Ⓐ
  - 酒……小さじ2
  - 片栗粉……適量
- Ⓑ
  - しょうゆ……大さじ2
  - みりん、酒……各小さじ2
  - おろししょうが……小さじ1/2
- せん切りキャベツ……適量

作り方

❶ 玉ねぎは1cm幅の薄切り、鶏むね肉は1cm幅のそぎ切りにする。

❷ 鶏むね肉に塩、こしょうをしてⒶを揉みこむ。

❸ フライパンに油を熱し、❷を入れて中火で両面焼き色がつくまで焼く。

❹ 玉ねぎを加え、しんなりしたらⒷを加えよく絡ませる。

❺ 皿に盛って、せん切りキャベツを添える。

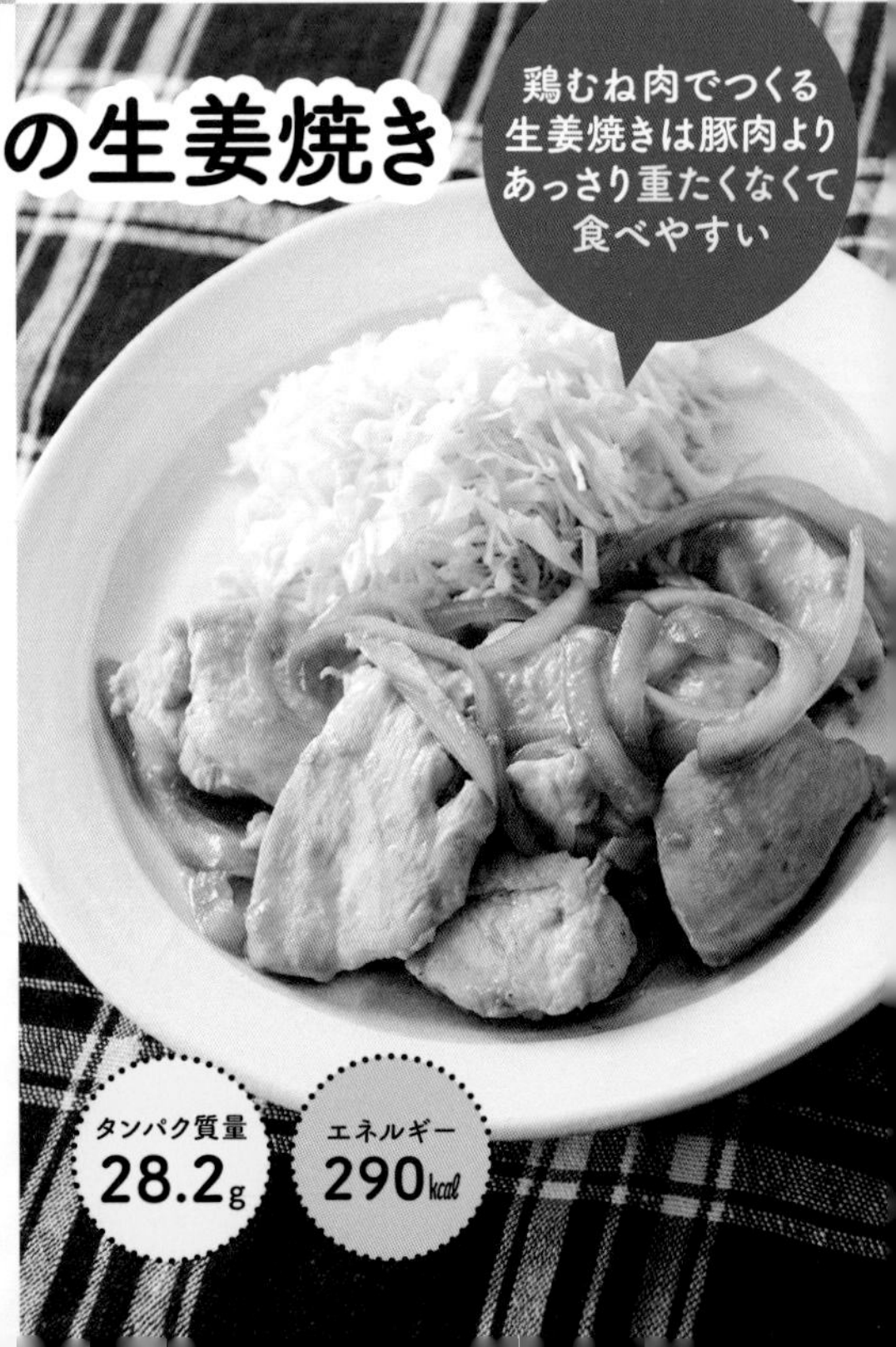

鶏むね肉でつくる生姜焼きは豚肉よりあっさり重たくなくて食べやすい

タンパク質量 28.2g　エネルギー 290kcal

鶏ひき肉小分け冷凍を上手に使えば
タンパク質レシピの幅がグンと広がる!

タンパク質の
常備食材

鶏ひき肉

鶏ひき肉

タンパク質をおいしく、手軽に摂取したいなら、鶏ひき肉も上手に活用しましょう。脂身が多いものはタンパク質が少ない可能性があるので、「鶏むね肉」と部位が表示されているものがあれば、そちらを選びましょう。

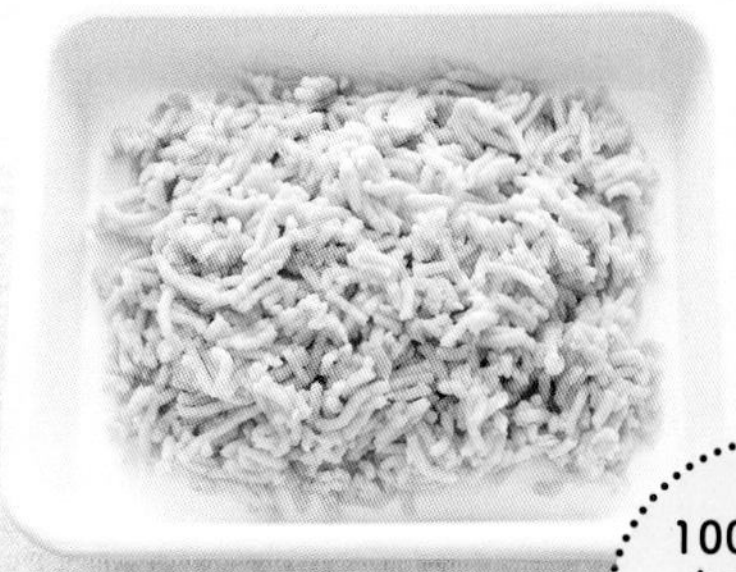

100gあたり
タンパク質
17.5g

鶏ひき肉の賢い冷凍保存方法

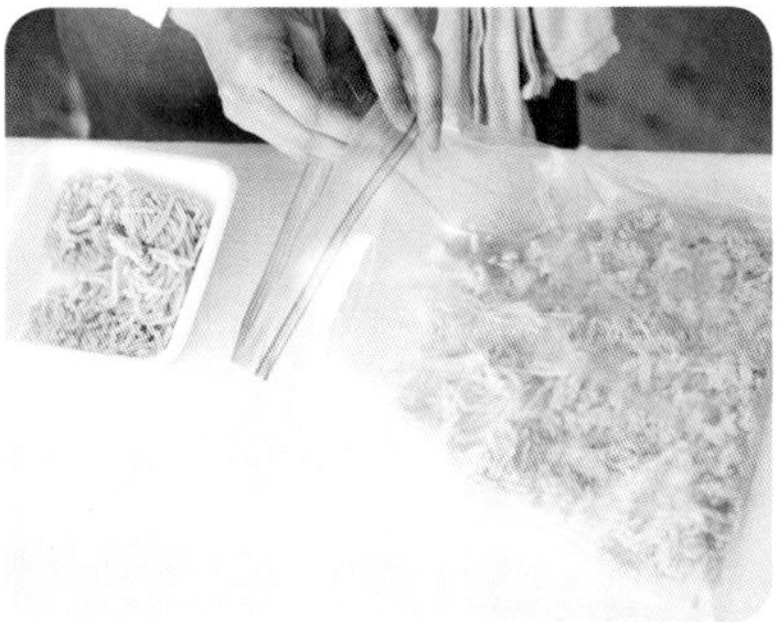

1

鶏ひき肉を保存袋に入れ、薄くのばす。

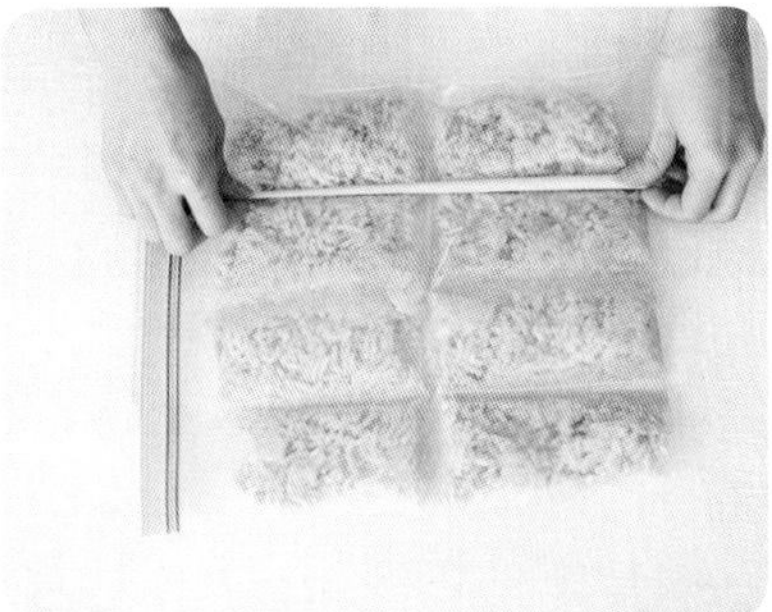

2

保存袋の上から菜箸などを使って鶏ひき肉を押し、食べやすい大きさに分割する。

使うときは
使う分だけ
パキッと割って

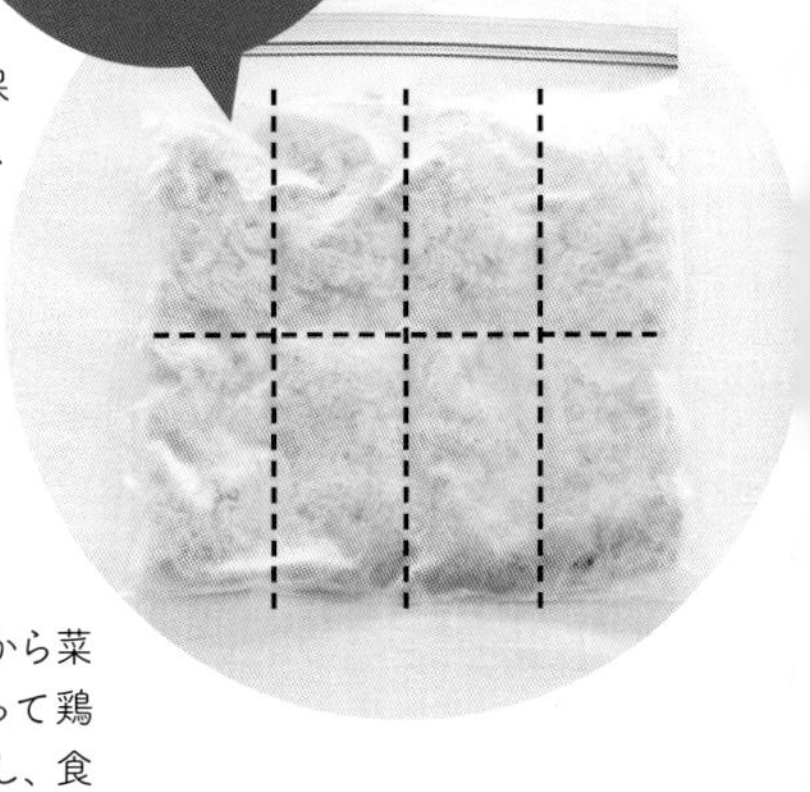

きのこあんかけチキンハンバーグ

材料

- 鶏ひき肉……200g
- れんこん……80g
- しめじ……1/2袋
- えのきたけ……1/4袋
- 溶き卵……1/2個
- 塩、こしょう……各少々
- パン粉……大さじ3
- 片栗粉……小さじ2
- オリーブオイル……小さじ2
- ごま油……小さじ2
- Ⓐ しょうゆ、みりん……各大さじ1
- Ⓐ 顆粒和風だし……小さじ1/2
- Ⓐ 水……200ml
- Ⓑ 片栗粉……大さじ1
- Ⓑ 水……大さじ2
- ベビーリーフ……適量
- ミニトマト……4個

作り方

❶ れんこんは半分をすりおろし、残りの半分はみじん切りにする。しめじは石づきを落としてほぐす。えのきたけは石づきを落として半分の長さに切り、ほぐす。

❷ ボウルに鶏ひき肉、塩、こしょうを入れてよく練り混ぜる。れんこん、溶き卵、パン粉、片栗粉を加えて混ぜ、二等分にして小判形にする。

❸ フライパンにオリーブオイルを熱し、❷の両面を焼き色がつくまで焼き、ふたをして弱火で5分ほど蒸し焼きにして器に盛る。

❹ フライパンをキッチンペーパーで拭き取り、ごま油を熱し、しめじとえのきを炒める。Ⓐを加えて煮立たせ、火を弱めてⒷを混ぜ少しずつ加え、とろみがついたら❸にかける。ベビーリーフとミニトマトを添える。

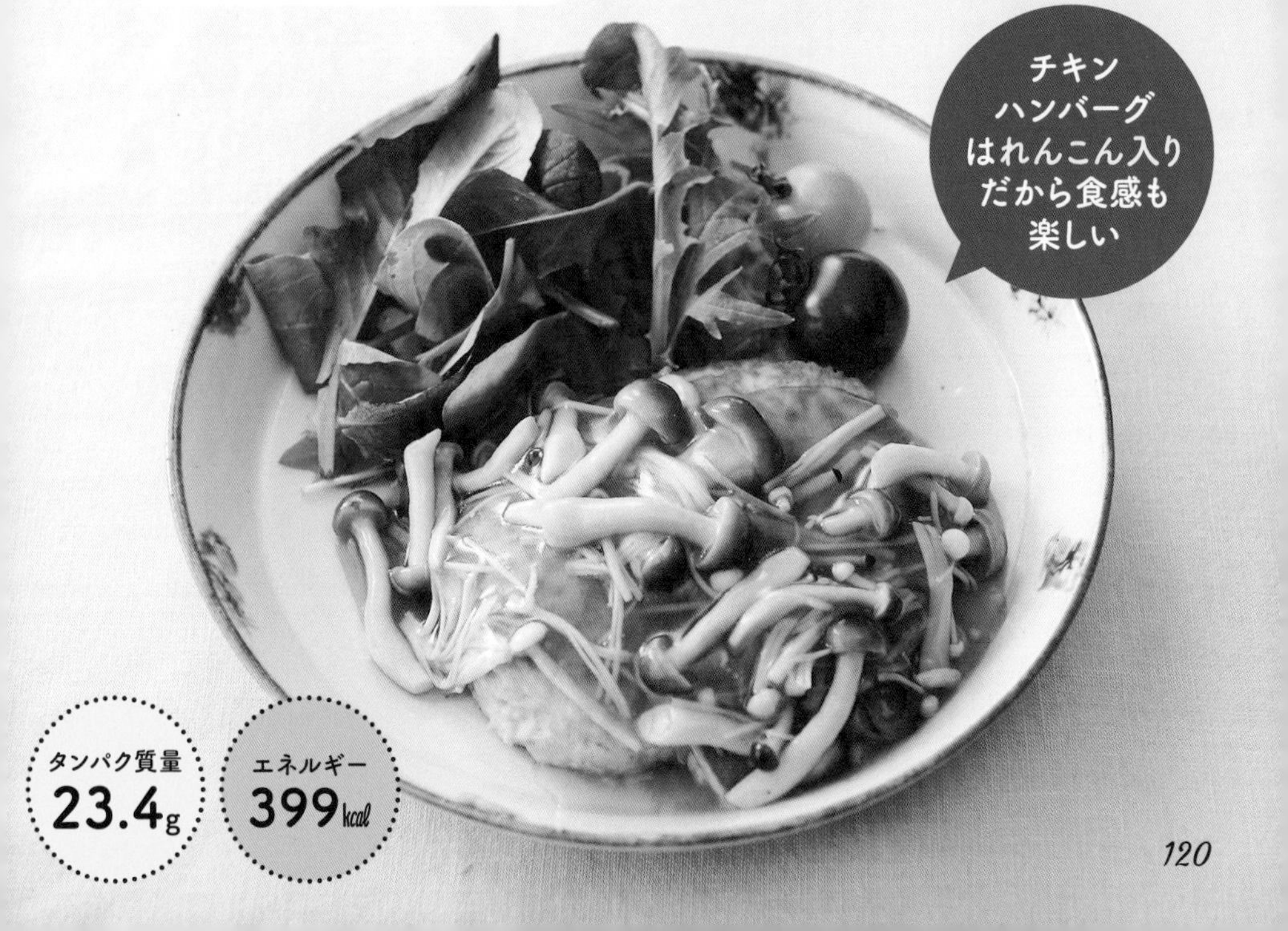

チキンハンバーグはれんこん入りだから食感も楽しい

タンパク質量 23.4g

エネルギー 399kcal

チキンガパオライス

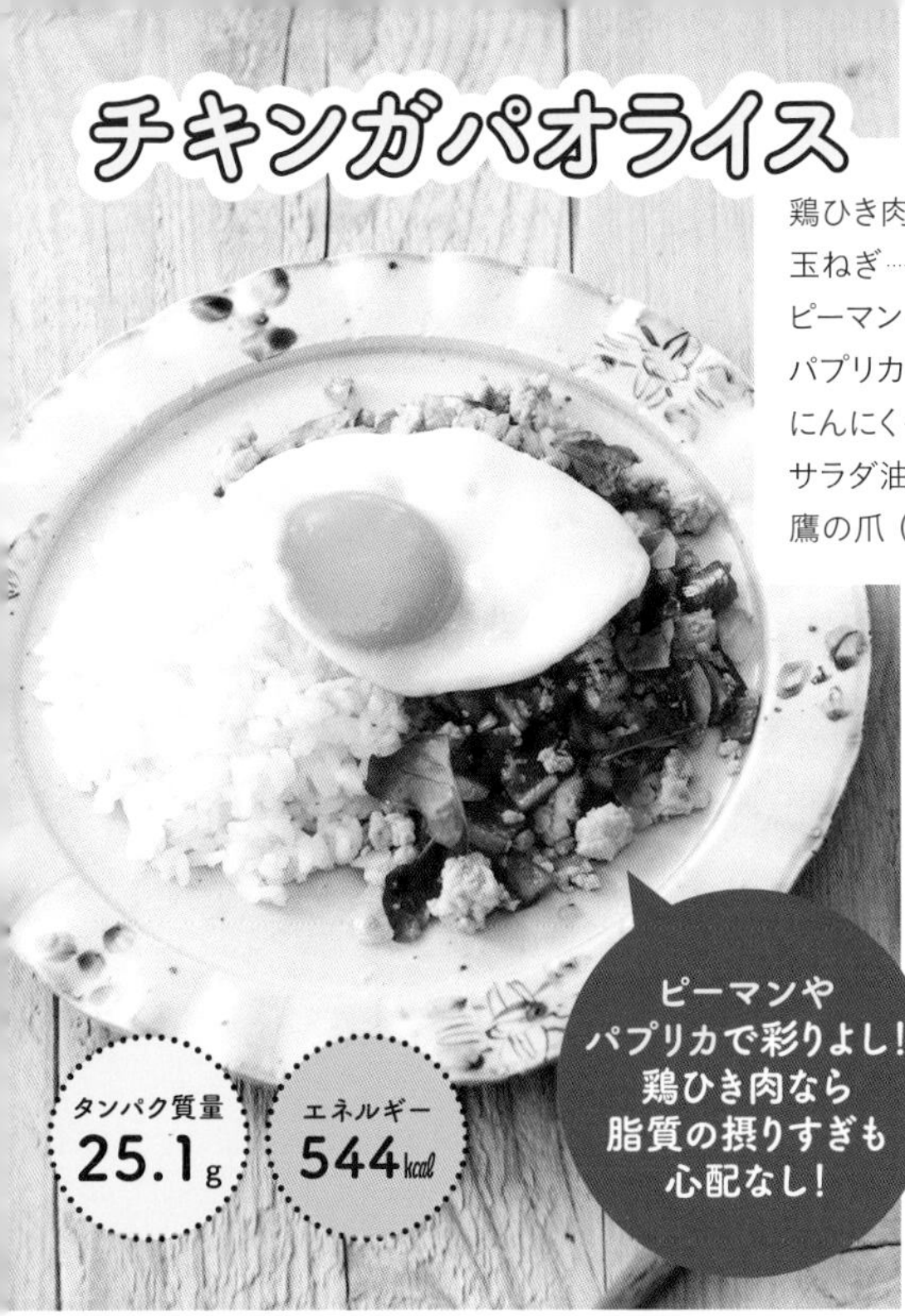

タンパク質量
25.1g

エネルギー
544kcal

ピーマンや
パプリカで彩りよし！
鶏ひき肉なら
脂質の摂りすぎも
心配なし！

材料

鶏ひき肉……150g
玉ねぎ……1/4個
ピーマン……1個
パプリカ（赤）……1/4個
にんにく……1かけ
サラダ油……小さじ2
鷹の爪（輪切り）…1本分
バジル……小1袋分
卵……2個
ごはん……茶わん2杯分
Ⓐ ナンプラー、オイスターソース……各小さじ2
Ⓐ 砂糖……ふたつまみ

作り方

❶ 玉ねぎはあらみじん切り、ピーマン、パプリカは1cm角に切る。にんにくはみじん切りにする。

❷ フライパンにサラダ油とにんにく、鷹の爪を入れ弱火で熱し、香りが立ってきたら玉ねぎ、鶏ひき肉を加え炒める。色が変わってきたらⒶ、ピーマンとパプリカを加えさっと炒める。バジルをちぎって加え火を止める。

❸ 器に半量ずつごはんを盛り❷をのせ、目玉焼きをつくってのせる。

あっさり麻婆きのこ

きのこは
低カロリーで
食物繊維が
豊富！

材料

鶏ひき肉……200g
しめじ、えのきたけ……各1/2袋
エリンギ……1本
長ねぎ……1/2本
ごま油……小さじ2
豆板醤……小さじ1/2
青ねぎ（小口切り）……適量
Ⓐ オイスターソース…大さじ1/2
Ⓐ みそ……小さじ2
Ⓐ おろししょうが、おろしにんにく、砂糖、片栗粉……各小さじ1
Ⓐ 水……150ml

作り方

❶ しめじは石づきを落としてほぐす。エリンギは縦半分に切り斜め薄切りにする。えのきたけは石づきを落として半分に切る。長ねぎはみじん切りにする。

❷ フライパンにごま油を熱し、長ねぎと豆板醤を炒める。ツンとする香りが立ってきたら、鶏ひき肉を炒める。色が変わってきたらしめじ、エリンギ、えのきたけを加えさっと炒める。

❸ 弱火にしてⒶを合わせて加え、とろみがついたら器に盛り、青ねぎを散らす。

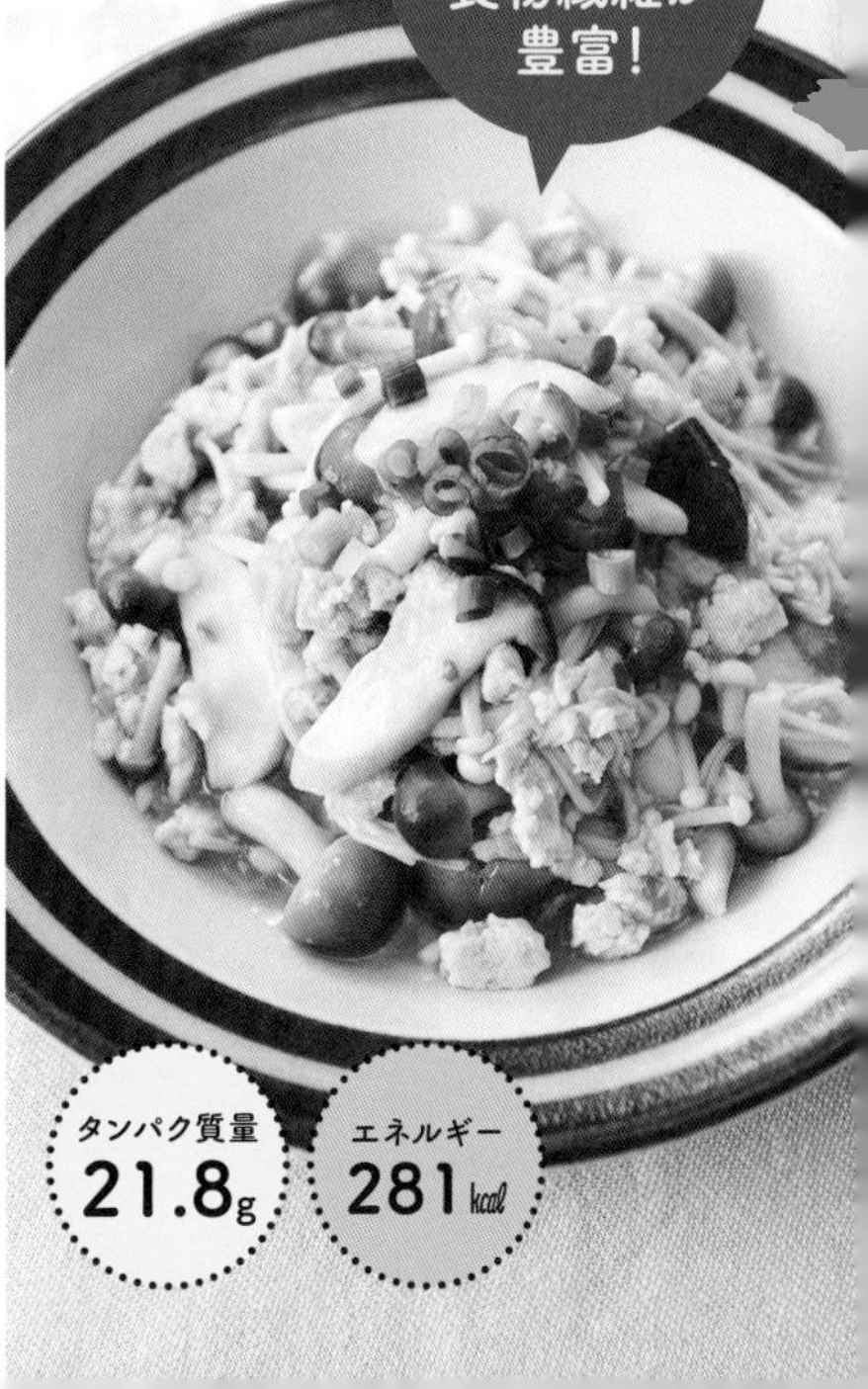

タンパク質量
21.8g

エネルギー
281kcal

鶏ひき肉のチキンローフ

材料

鶏ひき肉……200g
玉ねぎ……1/4個
赤パプリカ……1/2個
黄パプリカ……1/2個

Ⓐ
- パン粉……大さじ2
- 牛乳……大さじ1
- 溶き卵……1/2個
- ピザ用チーズ……20g
- 塩、こしょう……各少々

オリーブ油……適量

作り方

❶ 玉ねぎはみじん切り、パプリカは1.5㎝角に切る。パン粉は牛乳をかけてふやかす。

❷ 玉ねぎは耐熱容器に入れ、ふんわりとラップをしてレンジで2分半加熱する。取り出して粗熱を取る。

❸ ボウルに鶏ひき肉、❷とパプリカ、Ⓐを入れよく混ぜる。

❹ フライパンにオリーブ油を熱し、❸を入れてヘラで、だ円形に整える。ふたをして弱火で7～8分ほど焼き、上下を返してふたをして2～3分ほど焼く。

❺ 火が通ったらフライパンからはずし、粗熱が取れたら2㎝幅に切る。

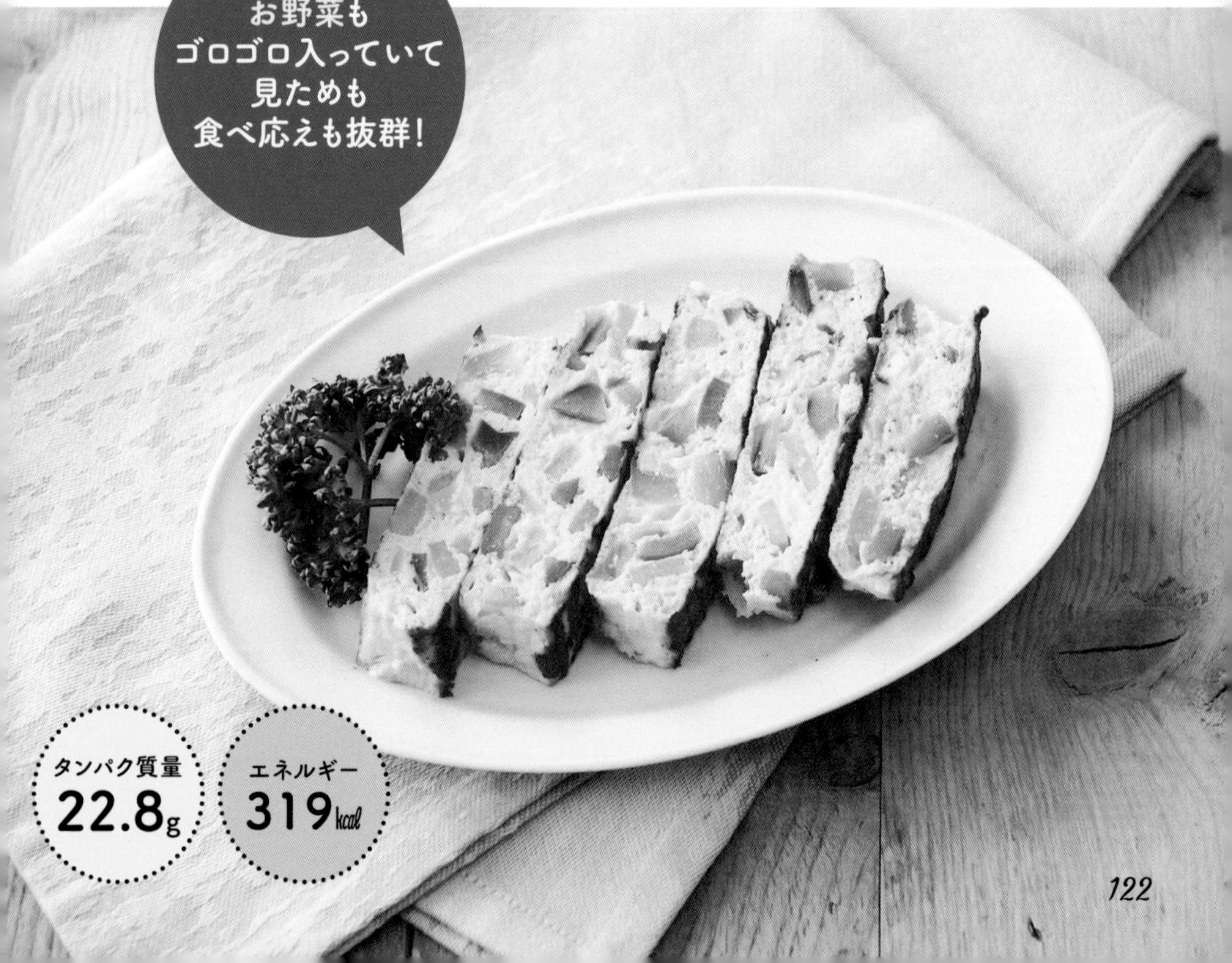
お野菜も
ゴロゴロ入っていて
見ためも
食べ応えも抜群！
タンパク質量
22.8g
エネルギー
319kcal

チキンミートドリア

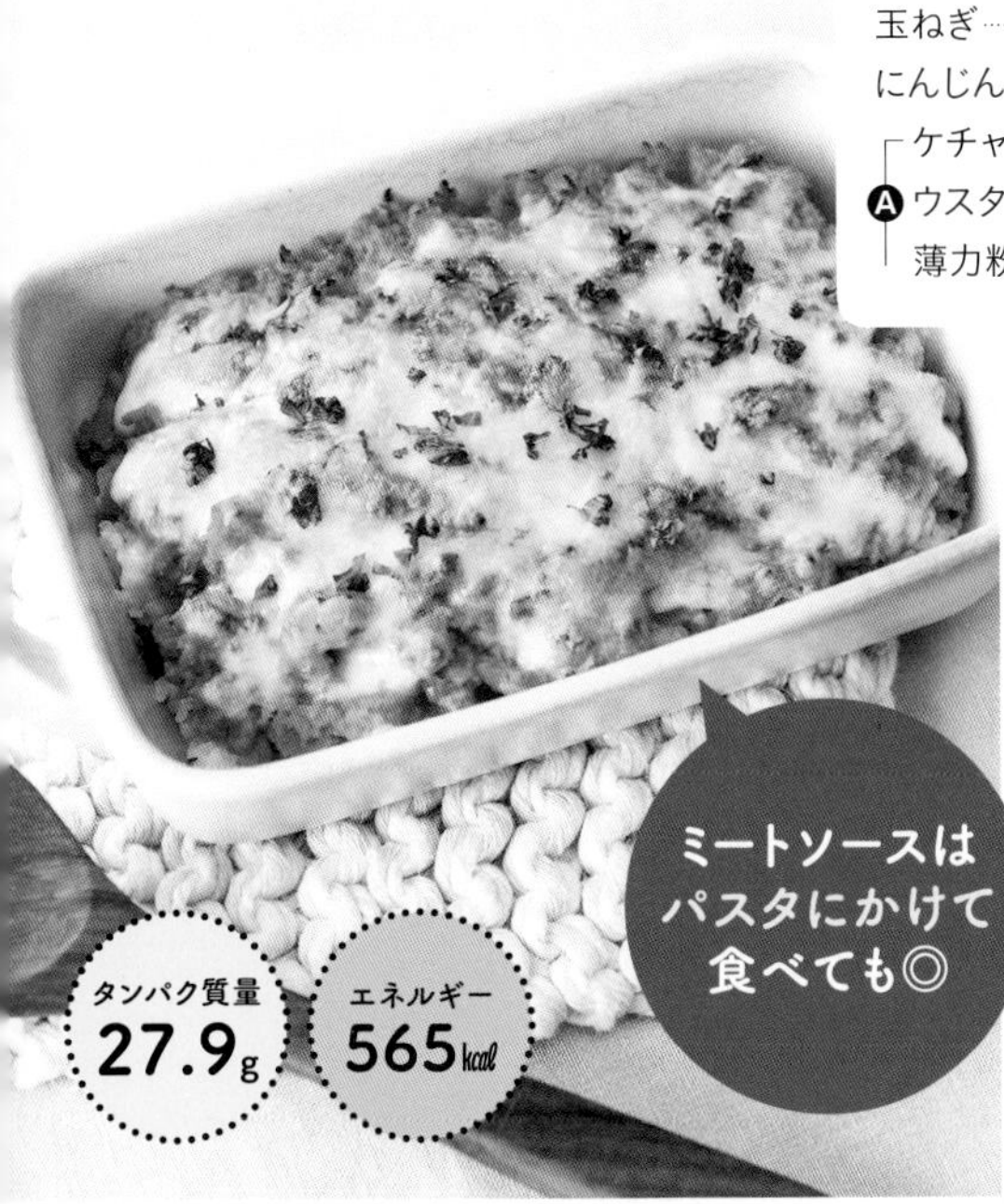

ミートソースは
パスタにかけて

材料

鶏ひき肉……200g
玉ねぎ……1/2個
にんじん……1/3本
Ⓐ ケチャップ……大さじ4
Ⓐ ウスターソース、薄力粉……各大さじ1
Ⓐ おろしにんにく……少々
Ⓐ 水……50ml
塩、こしょう……各少々
ごはん……軽く2杯分（240g）
ピザ用チーズ……50g
パセリ（みじん切り）……適量

作り方

❶ 玉ねぎとにんじんはみじん切りにする。
❷ 耐熱容器に❶と鶏ひき肉、Ⓐを入れてよく混ぜ、ふんわりとラップをして電子レンジで5分加熱する。
❸ ❷をよく混ぜてさらに5分加熱し、塩、こしょうで味を調える（水気が多い場合はラップをはずし、1分ずつ様子を見ながら加熱する）。
❹ 耐熱皿にごはんを盛り、❸をのせてピザ用チーズを散らす。オーブントースターまたはオーブンで焼き色がつくまで10分ほど焼く。パセリを散らす。

大葉入り鶏つくね

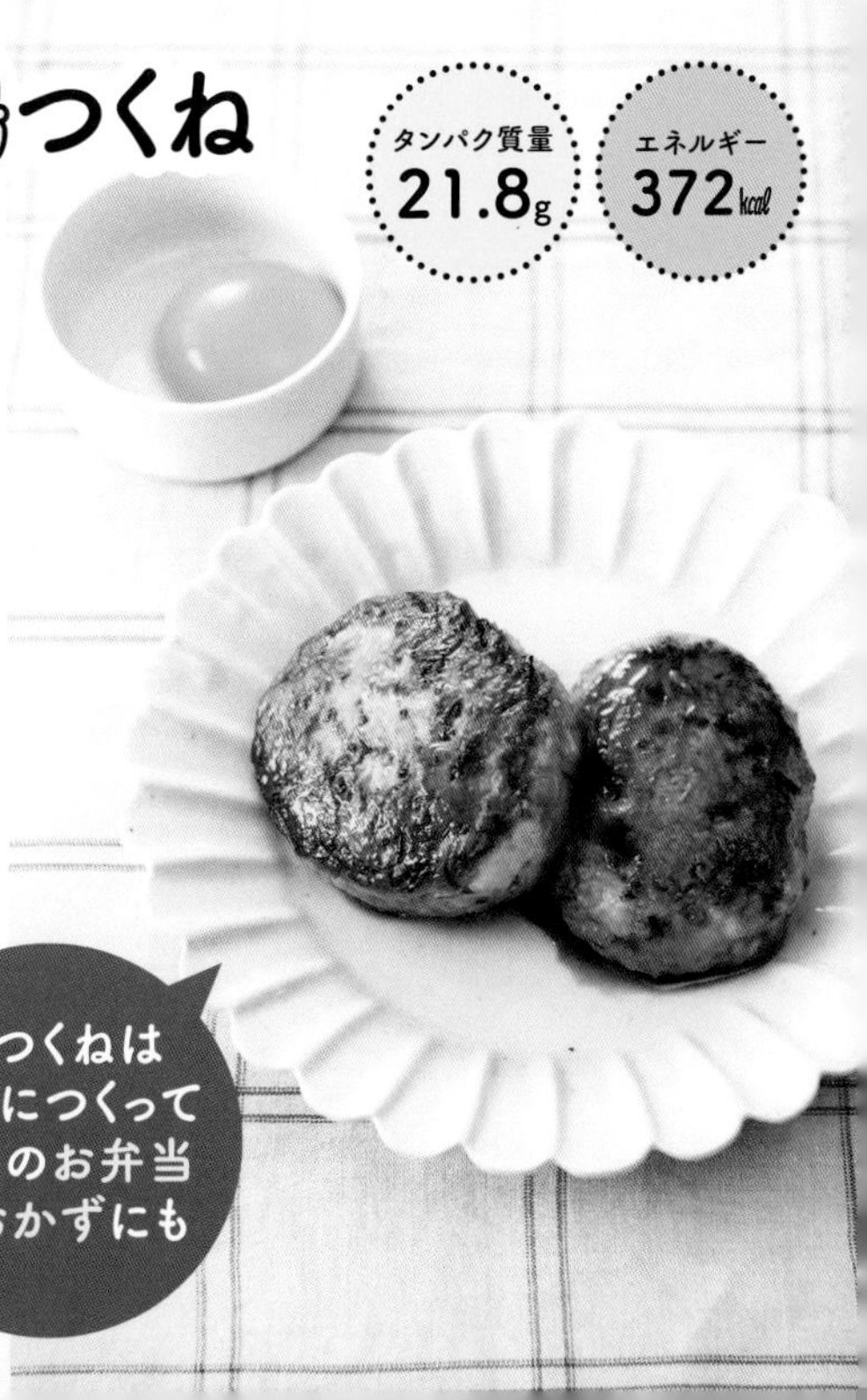

鶏つくねは
多めにつくって
翌日のお弁当
のおかずにも

材料

Ⓐ 鶏ひき肉……200g
Ⓐ 片栗粉……大さじ1
Ⓐ おろししょうが……小さじ1
長ねぎ……1/2本
大葉……5～6枚
ごま油……適量
Ⓑ みりん……大さじ2
Ⓑ しょうゆ……大さじ1
卵黄……2個

作り方

❶ 長ねぎはみじん切り、大葉は細切りにする。
❷ ボウルに❶とⒶを入れ、よく混ぜ合わせる。4等分にし小判型に形を整える。
❸ フライパンにごま油を熱し、こんがりするまで中火で焼き、上下を返して弱火にし、ふたをして7～8分ほど焼く。
❹ Ⓑを加えて煮立たせながらタレを絡ませる。
❺ 皿に盛り、卵黄をつけていただく。

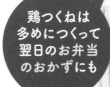

脂質が少なくタンパク質が豊富な魚介も積極的に摂ろう！

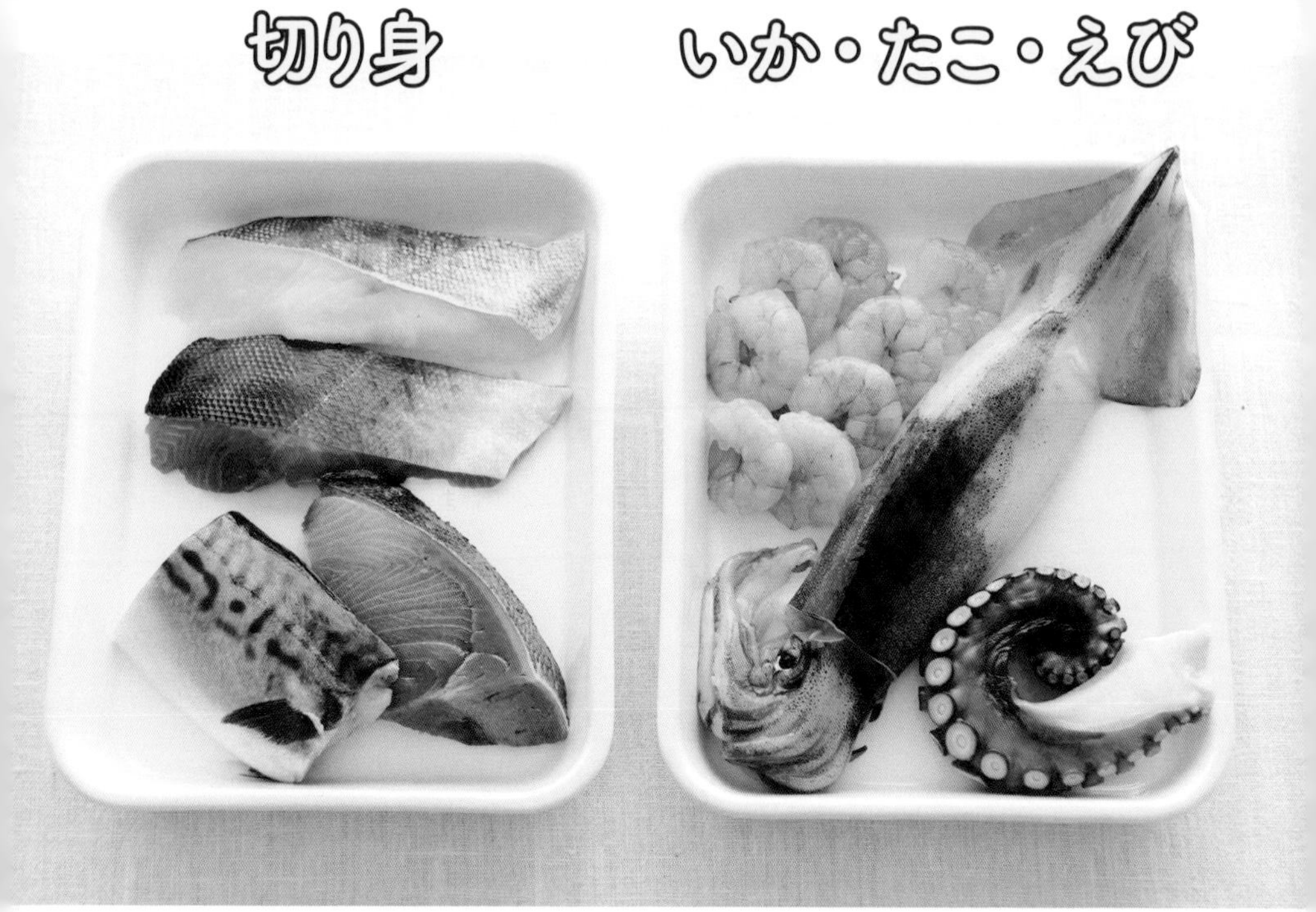

切り身

魚類には良質なタンパク質に加えて、DHA、EPAという積極的に摂りたい脂質も豊富に含まれています。なかでもさばは、DHA、EPAの含有量がトップクラス！　このほか、鮭には抗酸化作用があるといわれるアスタキサンチン、ぶりはビタミン類や女性に不足しがちな鉄分が多く含まれています。たらは、魚類のなかでも特に低脂肪です。毎日の食卓に、魚の切り身を上手に取り入れましょう。

いか・たこ・えび

いか、たこ、えびも、優秀な高タンパク・低脂質食材です。また、栄養ドリンク剤の成分としてもおなじみのタウリンも多く含まれています。タウリンはアミノ酸に似た物質で、血中コレステロールの上昇を抑制する、心臓や肝臓の機能を高める、視力を回復するなど、さまざまな効果があるとされています。調理時間を少しでも短縮したい人は、シーフードミックスなどの冷凍品も利用すると◎。

鮭のみそクリーム煮

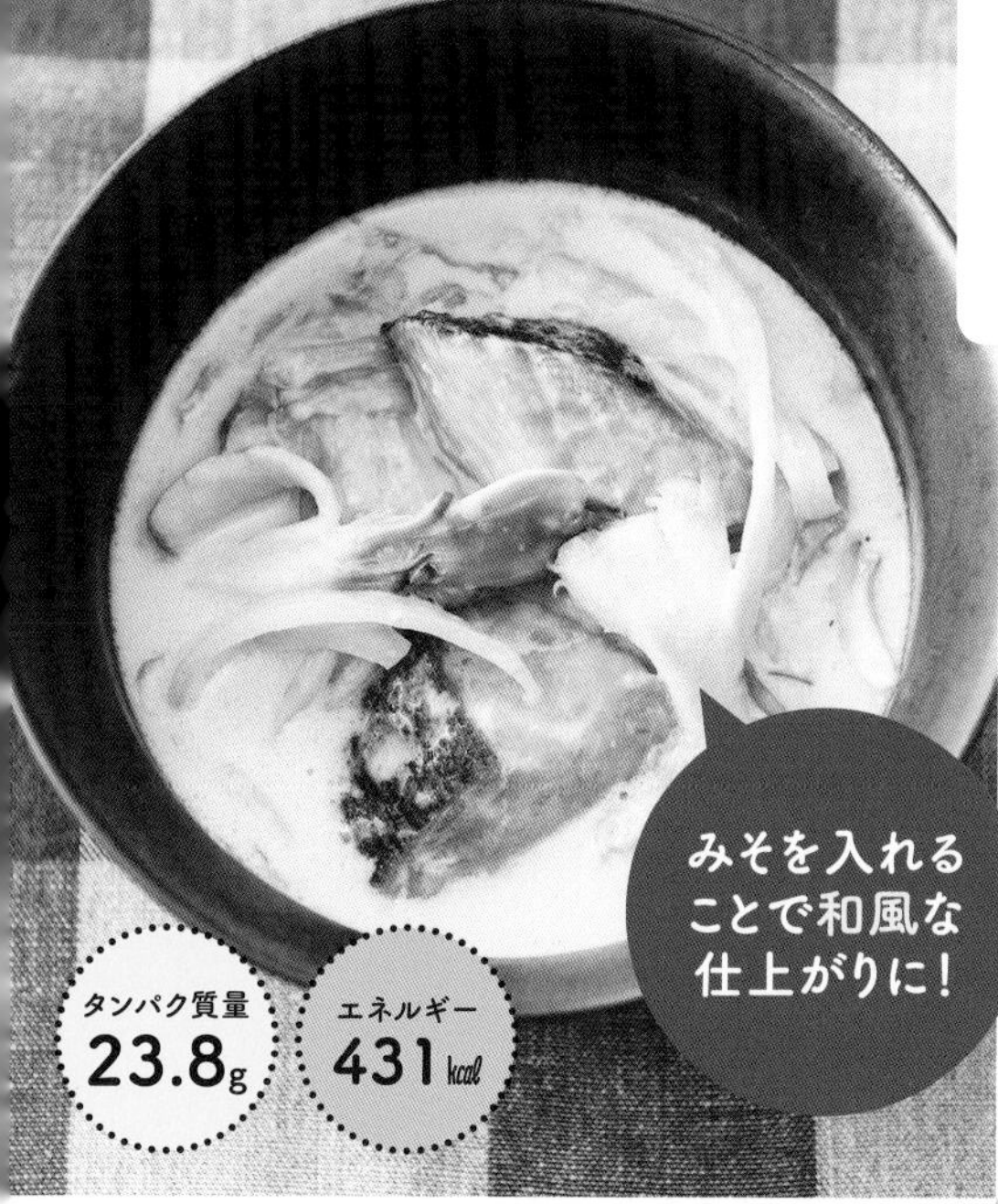
みそを入れることで和風な仕上がりに！
タンパク質量 23.8g
エネルギー 431kcal

材料

- 生鮭……2切れ
- キャベツ……1枚
- 玉ねぎ……1/4個
- まいたけ……1/2パック
- 塩……少々
- オリーブオイル……小さじ2
- バター……10g
- 薄力粉……大さじ1
- Ⓐ 牛乳……300ml
- Ⓐ みそ……小さじ2
- Ⓐ 顆粒コンソメ……小さじ1

作り方

❶ キャベツはざく切りにする。玉ねぎは薄切りにする。まいたけはほぐす。鮭はひと口大に切って塩と薄力粉（分量外）を全体に薄くまぶす。

❷ フライパンにオリーブオイルを熱し、鮭を両面焼き、取り出す。

❸ フライパンをキッチンペーパーで拭き取り、バターを熱し、キャベツ、玉ねぎ、まいたけを炒める。薄力粉を加え、粉っぽさがなくなるまで炒め合わせる。

❹ Ⓐを加え、とろみがついてきたら❷を加えてさっと煮る。

塩さばのみぞれ煮

材料

- 塩さば……2切れ
- 薄力粉……適量
- 大根……5cm
- サラダ油……小さじ2
- 大葉……4枚
- Ⓐ だし汁……100ml
- Ⓐ みりん、酒……各大さじ1
- Ⓐ しょうゆ……大さじ1/2
- Ⓐ おろししょうが……小さじ1

作り方

❶ 塩さばはキッチンペーパーでしっかり水気を拭き取り、食べやすく切って薄力粉を全体にまぶす。大根はすりおろし、水気を絞る。大葉はせん切りにする。

❷ フライパンにサラダ油を熱し、塩さばを中火で両面こんがり焼く。大根おろしとⒶを加えひと煮立ちさせ、器に盛り大葉をのせる。

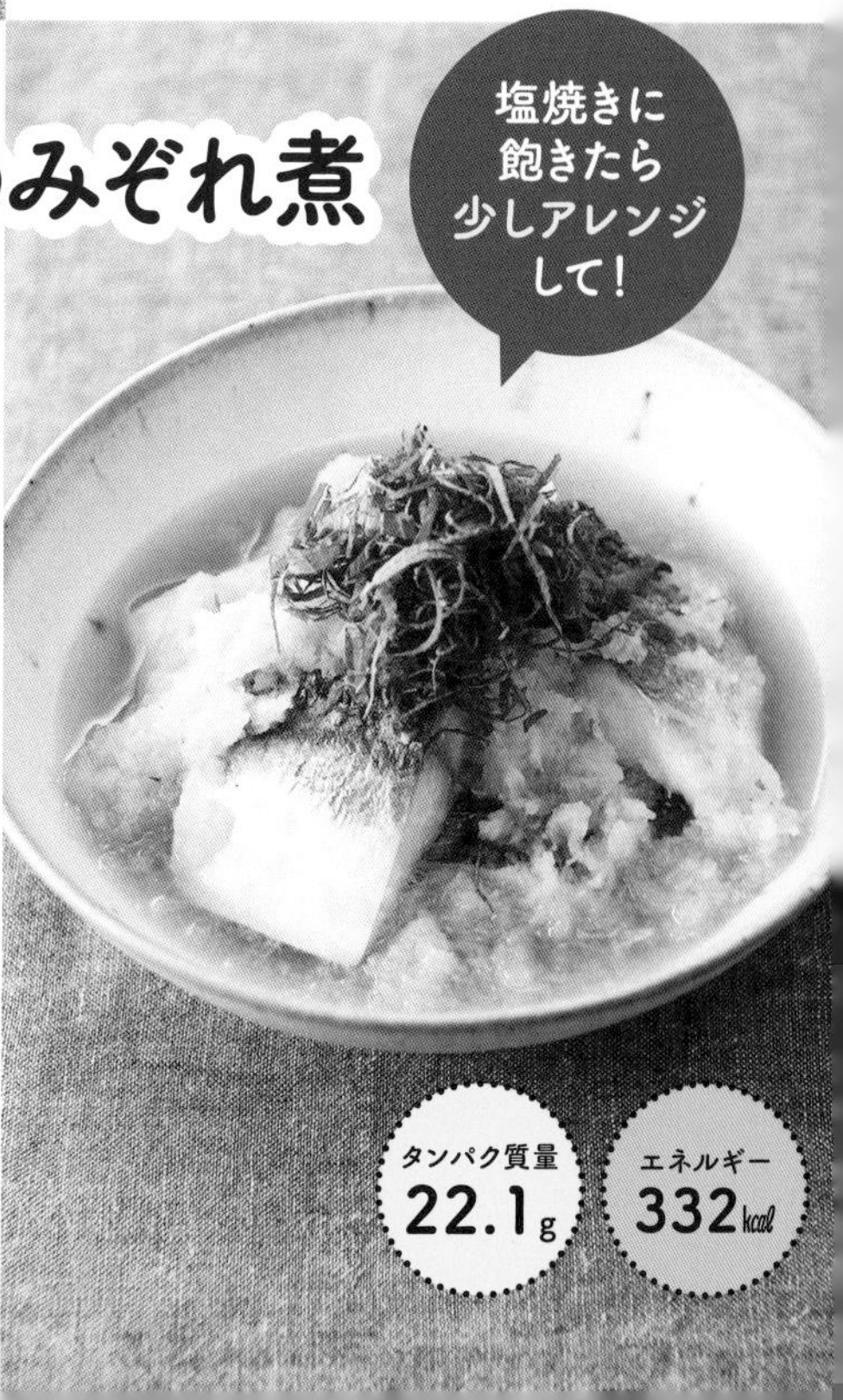
塩焼きに飽きたら少しアレンジして！
タンパク質量 22.1g
エネルギー 332kcal

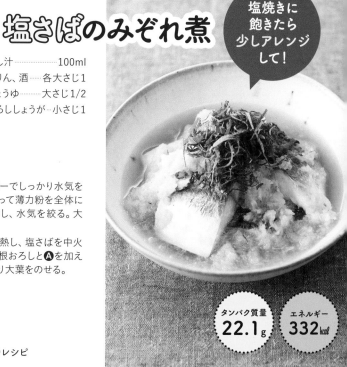

淡泊なたらを
南蛮漬けに
することで、
野菜もしっかり
摂れる！

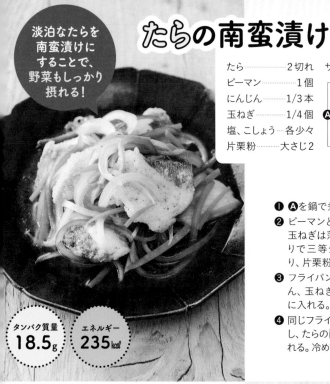

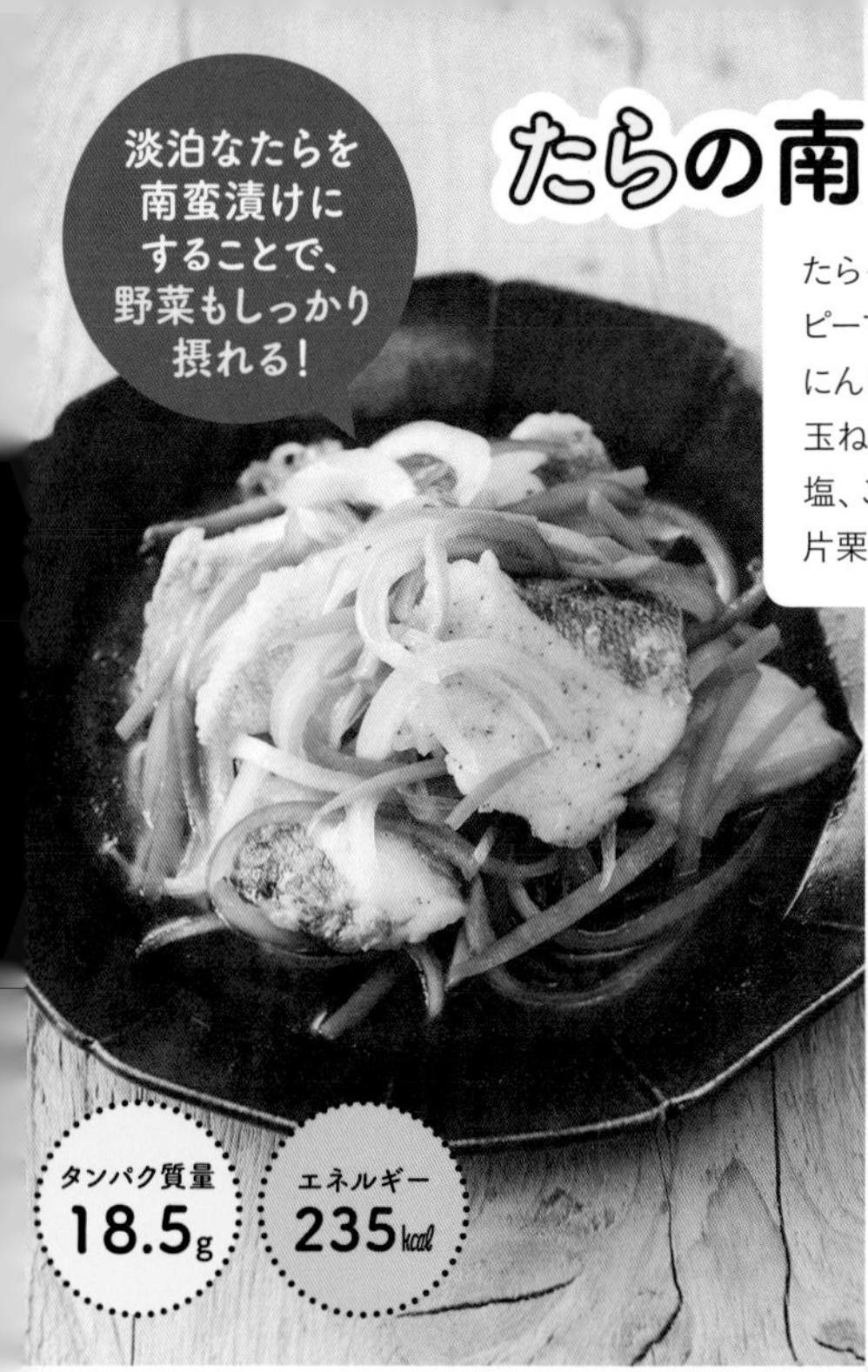

たらの南蛮漬け

タンパク質量 18.5g　**エネルギー 235kcal**

材料

- たら……2切れ
- ピーマン……1個
- にんじん……1/3本
- 玉ねぎ……1/4個
- 塩、こしょう……各少々
- 片栗粉……大さじ2
- サラダ油……適量
- Ⓐ
  - 水、酢……各50ml
  - 砂糖……大さじ1
  - しょうゆ……小さじ2
  - みりん、酒……各大さじ1/2
  - 顆粒和風だし……小さじ1/2

作り方

❶ Ⓐを鍋で煮立たせ、粗熱を取る。

❷ ピーマンとにんじんは細切りにする。玉ねぎは薄切りにする。たらはそぎ切りで三等分にして、塩、こしょうをふり、片栗粉をまぶす。

❸ フライパンにサラダ油を熱し、にんじん、玉ねぎ、ピーマンの順に炒め、❶に入れる。

❹ 同じフライパンに多めのサラダ油を熱し、たらの両面を揚げ焼きにし、❸に入れる。冷めて味がなじんだらいただく。

和のイメージが
強いぶりも洋風で
食べられる！魚介の
うま味たっぷり
な1品

ぶりのアクアパッツァ

材料

- ぶり……2切れ
- 塩……ふたつまみ
- あさり……100g（砂抜きしておく）
- ミニトマト……6個
- にんにく……1かけ
- オリーブオイル……小さじ2
- Ⓐ 水、白ワイン……各大さじ3
- パセリ（みじん切り）……適宜

作り方

❶ ぶりは両面に塩をふり5分ほど置いて、水気を拭き取る。にんにくはみじん切り、ミニトマトはヘタを取り半分に切る。

❷ フライパンにオリーブオイルとにんにくを弱火で熱し、ふつふつとして香りが立ってきたら中火にしてぶりを両面さっと焼く。あさりとミニトマト、Ⓐを加えふたをしてあさりの殻が開くまで4分ほど蒸し焼きにする。

❸ 器に盛りパセリを散らす。

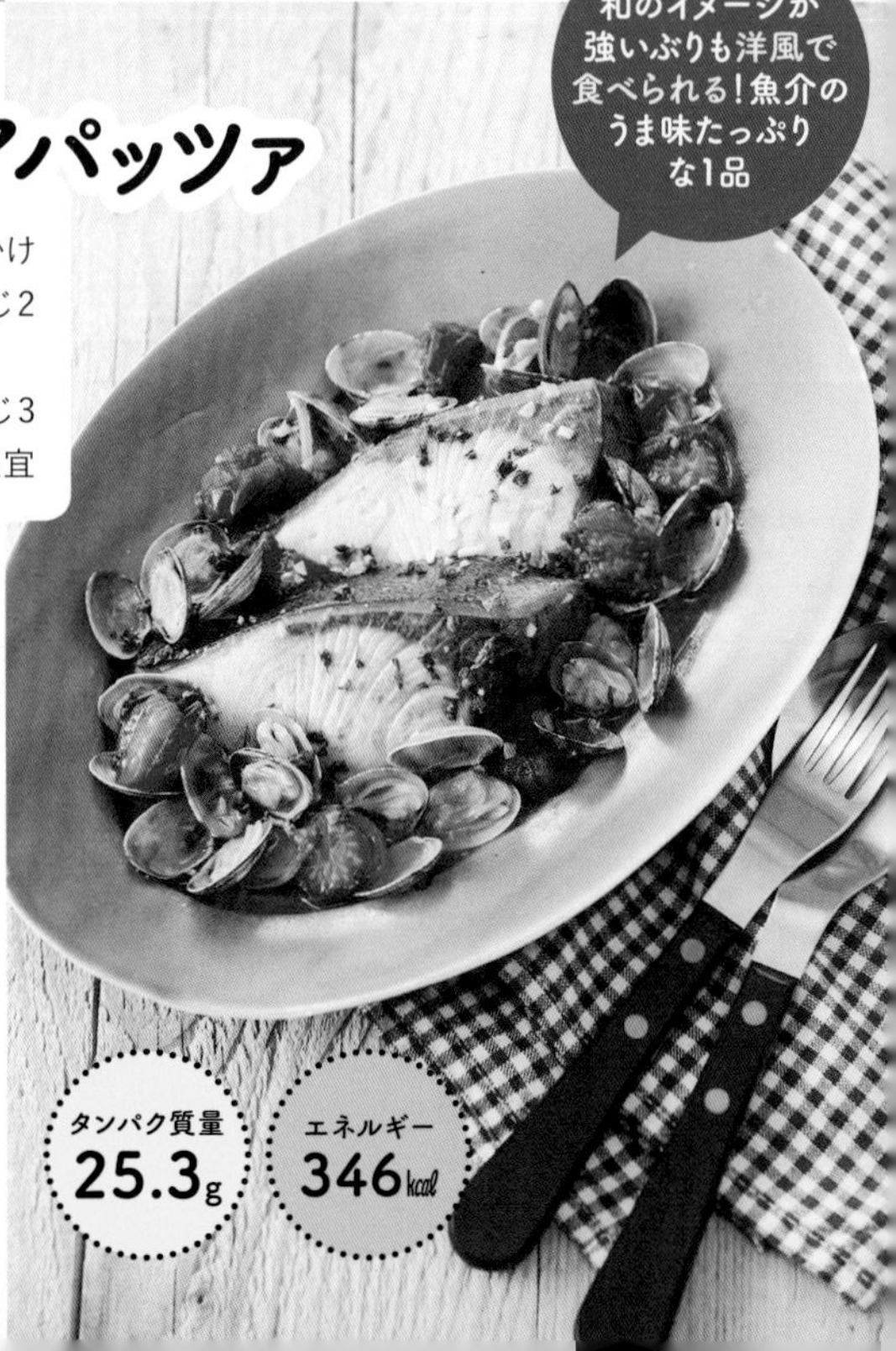

タンパク質量 25.3g　**エネルギー 346kcal**

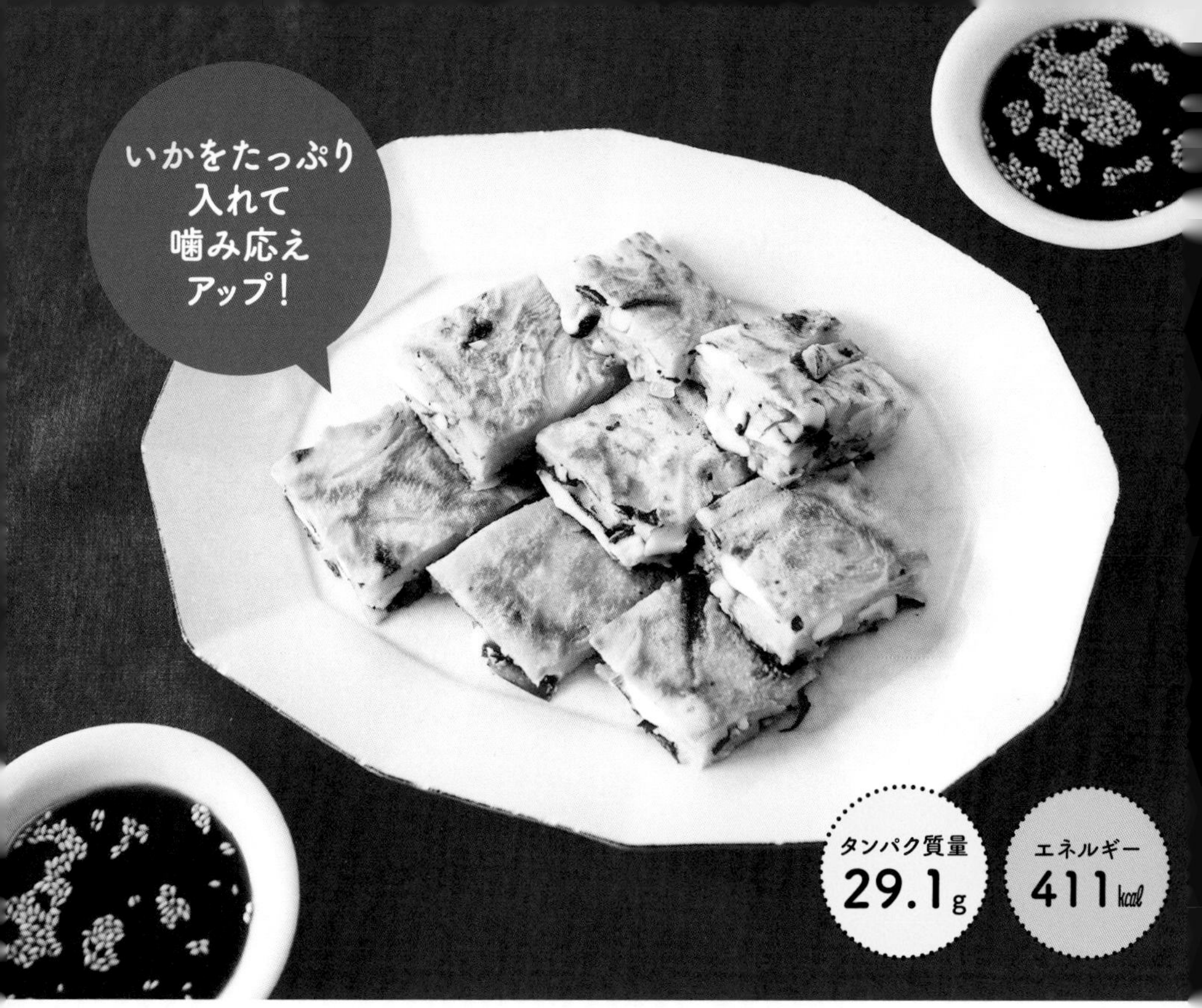
いかをたっぷり
入れて
噛み応え
アップ！
タンパク質量
29.1g
エネルギー
411kcal

いかとニラのチヂミ

材料

いか……1杯
ニラ……1/3束
玉ねぎ……1/4個
Ⓐ
- 薄力粉……1カップ
- 卵……1個
- 水……100ml
- しょうゆ、顆粒鶏がらスープ……各小さじ1/2

ごま油……小さじ1
＜タレ＞
　コチュジャン……大さじ1
　ポン酢……大さじ3
　ごま油、白いりごま……各少々

作り方

❶ いかはわたと軟骨、くちばしを取り除いて食べやすく切り、水気をしっかり拭き取る。ニラは3㎝幅、玉ねぎは薄切りにする。タレの材料を混ぜる。

❷ ボウルにⒶを合わせ、❶を加えざっくり混ぜる。

❸ フライパンにごま油を熱し、❷を流し入れ、ふたをして両面3～4分ずつこんがり焼く。食べやすく切り皿に盛る。タレをつけながらいただく。

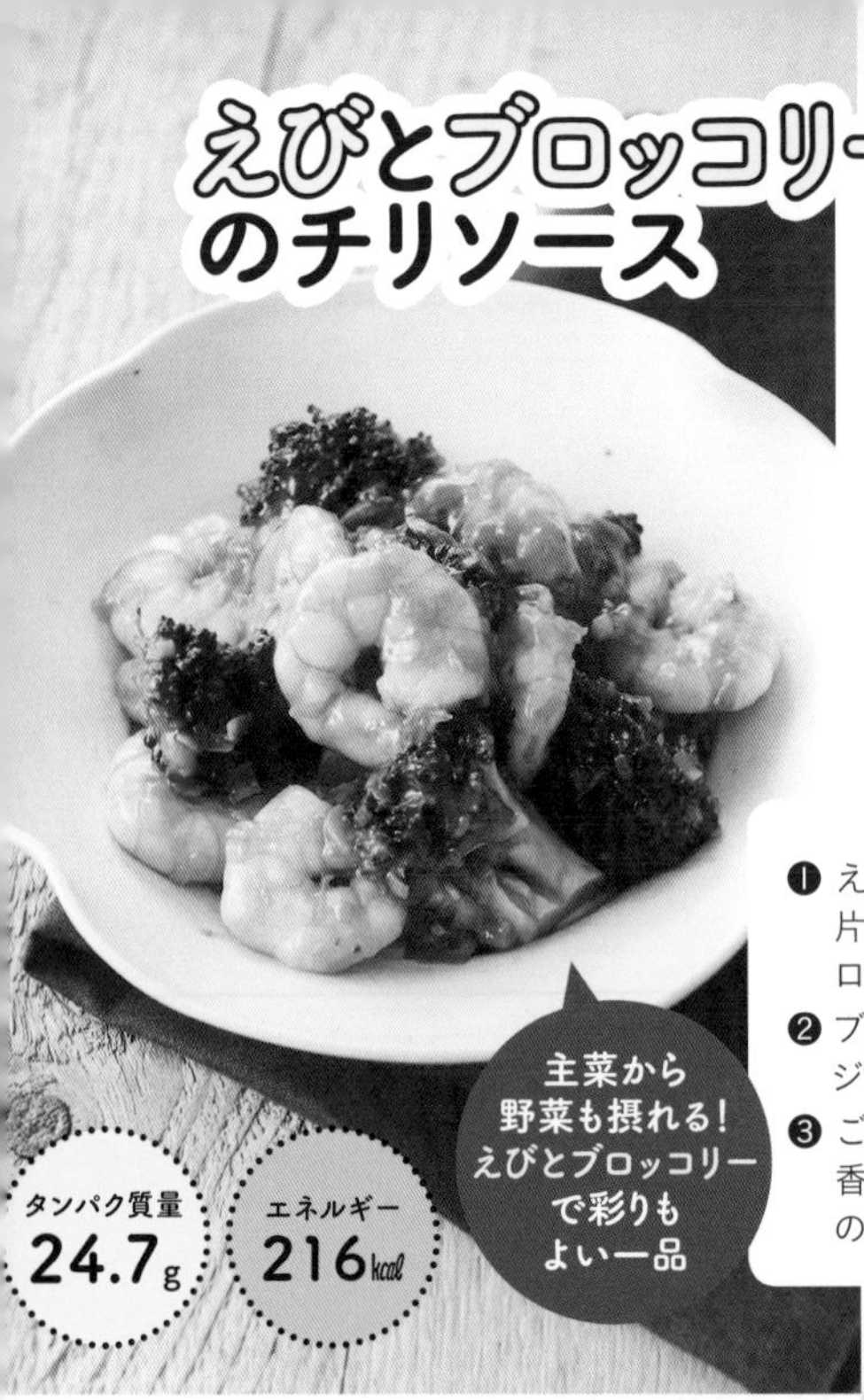

えびとブロッコリーのチリソース

材料

むきえび（大）……200g
塩、片栗粉、酒……適宜
ブロッコリー……1/2個
長ねぎ……1/2本
ごま油……小さじ2
豆板醤……小さじ1/2

Ⓐ
ケチャップ……大さじ2
酒……大さじ1
片栗粉……大さじ1/2
砂糖、オイスターソース、しょうゆ……各小さじ1
おろしにんにく、おろししょうが……各小さじ1/2
水……150ml

作り方

❶ えびは背に切り込みを入れ背わたがあれば取る。塩と片栗粉で揉み、水洗いして酒と塩少々をふっておく。ブロッコリーは小房に切り、長ねぎはみじん切りする。

❷ ブロッコリーは耐熱容器に入れふんわりラップをし、レンジで40秒加熱する。Ⓐを混ぜ合わせておく。

❸ ごま油を熱し、長ねぎ、豆板醤を加え炒め、ツンとする香りがしたらえびを加えさっと炒め、Ⓐを加えてお好みのとろみがついたらブロッコリーを加えて絡める。

主菜から
野菜も摂れる！
えびとブロッコリー
で彩りも
よい一品

タンパク質量 24.7g
エネルギー 216kcal

たことアスパラのガーリック炒め

材料

たこ（ゆで）……200g
アスパラガス……4本
にんにく……1かけ
オリーブオイル……小さじ2
Ⓐ しょうゆ……小さじ2
Ⓐ 酒……大さじ1

作り方

❶ たこは大きめのひと口大に切る。アスパラガスは根元を落として下半分をピーラーでむき、斜め4等分に切る。にんにくはみじん切りにする。

❷ フライパンにオリーブオイルとにんにくを熱し、香りが立ってきたらアスパラガスを炒める。1分ほど炒めたらたこを加え炒め合わせ、Ⓐを回し入れる。

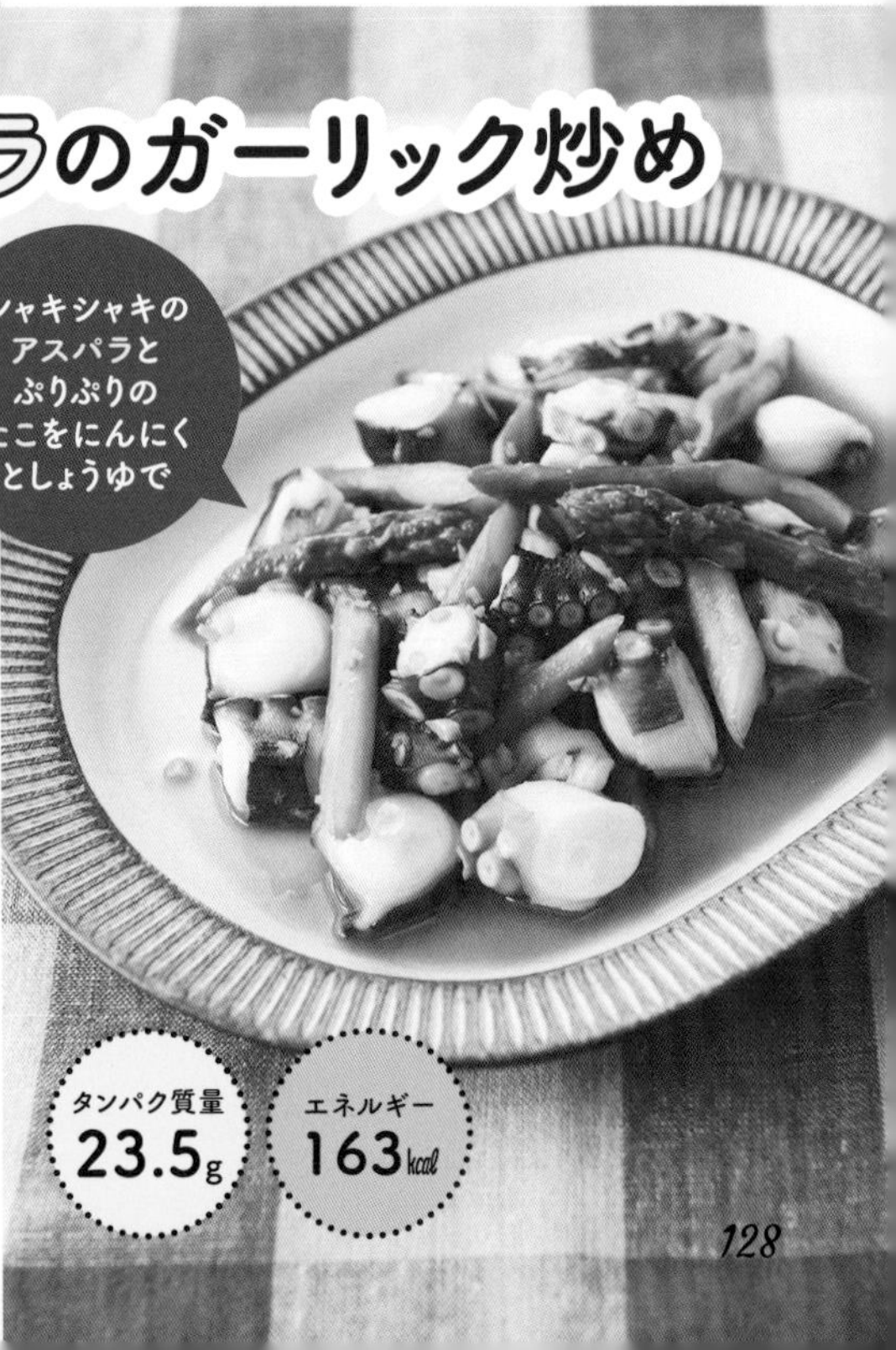

シャキシャキの
アスパラと
ぷりぷりの
たこをにんにく
としょうゆで

タンパク質量 23.5g
エネルギー 163kcal

タンパク質がもっと手軽に摂れる 100文字レシピ

もっと手軽にタンパク質を摂りたい人のために、100文字以内でつくれてしまう超簡単レシピをご紹介。
「おやつ」と「ドリンク」から2品ずつ紹介しますので、
小腹がすいたときやもう少しタンパク質をプラスしたいと思ったときに、ぜひつくってみてください。

タンパク質が摂れるおやつ

タンパク質量6.5g・エネルギー99kcal

黒蜜きなこ豆腐

材料

絹ごし豆腐……200g
きなこ……小さじ2
黒蜜……小さじ4

作り方

絹ごし豆腐をキッチンペーパーで水切りをする。食べやすく切り、きなこと黒蜜をかけて完成。

タンパク質量8.3g・エネルギー175kcal

牛乳プリン

材料

牛乳……400ml
砂糖……大さじ2
ゼラチン……小さじ1

作り方

牛乳と砂糖を温める。牛乳と砂糖と溶かしたゼラチンを容器に入れて冷蔵庫で冷やすだけ。

タンパク質が摂れるドリンク

タンパク質量9.2g・エネルギー141kcal

ギリシャヨーグルトマンゴーラッシー

材料

ギリシャヨーグルト……100g
冷凍マンゴー……100g
低脂肪牛乳……200ml
ハチミツ……適量

作り方

各材料をミキサーにかけるだけ！

タンパク質量3.7g・エネルギー89kcal

豆乳アップルドリンク

材料

無調製豆乳、
100%りんごジュース……各200ml

作り方

無調製豆乳と100%りんごジュースを混ぜるだけ。とろみがついて腹持ちがよいです。

Column 4

タンパク質の量や割合から健康状態がわかる!

体のさまざまな機能に関わっているタンパク質ですが、さらに、私たちの体の健康状態を知る手がかりにもなるのをご存じでしょうか。

感染症などのある特定の病気にかかると、多量のアミノ酸が尿とともに排出され、筋肉がどんどん減ることがわかっています。これはおそらく、筋肉のタンパク質が分解されて免疫や組織の修復などに使われているからでしょう。このように、体内あるいは尿中に排出されるタンパク質やアミノ酸、酵素の量・割合は、健康状態をチェックする指標になります。

例えば、健康診断の尿検査では、タンパク質が含まれているかどうかを調べます。健康な状態であれば、タンパク質は腎臓で処理されています。したがって、尿に基準以上のタンパク質が含まれていれば、腎臓に何らかの不具合が起きている可能性が考えられるのです。

このほか、血中のアミノ酸濃度のバランスを調べ、がんや生活習慣病のリスクを調べる方法があります。通常、血液中のアミノ酸濃度は一定に保たれていますが、病気になると、その疾患特有のバランスになるそうです。胃がんになるとトリプトファンとヒスチジンの濃度が大幅に減り、すい臓がんになるとセリンの濃度が増える、という具合です。

タンパク質やアミノ酸、酵素を指標とした健康チェックはすでにはじまっていますが、今後、研究がさらに進めば、病気の早期発見や病気の診療にいっそう役立つでしょう。

保存版

食材・食品別 タンパク質量リスト

おもな食材と食品のタンパク質量をまとめてみました。タンパク質量を知って日々の生活に役立ててください。また併せて、エネルギー量、脂質量、糖質量、カルシウムとビタミンＤの量も掲載しているので参考にしてみてください。

100gに含まれる

食材の栄養量表

肉や魚以外にも、乳製品や野菜などに含まれるタンパク質の量を紹介していきます。
タンパク質量のほかにもエネルギー量、脂質量、糖質量や、タンパク質と合わせて摂るといいとされている、
カルシウムやビタミンＤの量も確認していきましょう。

肉

食材名	タンパク質(g)	エネルギー(kcal)	脂質(g)	糖質(g)	カルシウム(mg)	ビタミンD(μg)
鶏ささみ	23.9	98	0.8	0.1	4	0
鶏手羽先(皮つき)	17.4	207	16.2	0	20	0.6
鶏手羽元(皮つき)	18.2	175	12.8	0	10	0.3
鶏むね肉(皮つき)	21.3	133	5.9	0.1	4	0.1
鶏むね肉(皮なし)	23.3	105	1.9	0.1	4	0.1
鶏もも肉(皮つき)	16.6	190	14.2	0	5	0.4
鶏もも肉(皮なし)	19.0	113	5.0	0	5	0.2
鶏ひき肉	17.5	171	12.0	0	8	0.1
豚肩ロース肉	17.1	237	19.2	0.1	4	0.3
豚バラ肉	14.4	366	35.4	0.1	3	0.5
豚ひれ肉	22.2	118	3.7	0.3	3	0.3
豚もも肉	20.5	171	10.2	0.2	4	0.1
豚ひき肉	17.7	209	17.2	0.1	6	0.4
豚レバー	20.4	114	3.4	2.5	5	1.3
牛肩ロース肉	13.8	380	37.4	0.2	3	0
牛サーロインステーキ肉	11.7	460	47.5	0.3	3	0
牛バラ肉	11.0	472	50.0	0.1	4	0
牛もも肉	19.2	235	18.7	0.5	4	0
牛ひれ肉	19.1	207	15.0	0.3	3	0
牛ひき肉	17.1	251	21.1	0.3	6	0.1
牛タン	13.3	318	31.8	0.2	3	0

※牛肉は和牛の数値です。

肉加工品

食材名	タンパク質(g)	エネルギー(kcal)	脂質(g)	糖質(g)	カルシウム(mg)	ビタミンD(μg)
ウインナーソーセージ	11.5	319	30.6	3.3	6	0.4
コンビーフ(缶詰)	19.8	191	13.0	1.7	15	0
生ハム	24.0	243	16.6	0.5	6	0.3
ばらベーコン	12.9	400	39.1	0.3	6	0.5
ロースハム	18.6	211	14.5	2	4	0.2

魚介

食材名	タンパク質(g)	エネルギー(kcal)	脂質(g)	糖質(g)	カルシウム(mg)	ビタミンD(μg)
あさり	**6.0**	27	0.3	0.4	66	0
あじ	**19.7**	112	4.5	0.1	66	8.9
あなご	**17.3**	146	9.3	Tr	75	0.4
あゆ	**18.3**	93	2.4	0.1	270	1
いか(するめいか)	**17.9**	76	0.8	0.1	11	0.3
いわし(まいわし)	**19.2**	156	9.2	0.2	74	32.0
あまえび	**19.8**	85	1.5	0.1	50	(0)
かき	**6.9**	58	2.2	4.9	84	0.1
かつお(春獲り)	**25.8**	108	0.5	0.1	11	4
鮭	**22.3**	124	4.1	0.1	14	32.0
さば	**20.6**	211	16.8	0.3	6	5.1
さわら	**20.1**	161	9.7	0.1	13	7
さんま	**18.1**	287	25.6	0.1	28	16.0
しじみ	**7.5**	54	1.4	4.5	240	0.2
ししゃも	**21.0**	152	8.1	0.2	330	0.6
鯛	**20.6**	129	5.8	0.1	11	5
たら	**17.6**	72	0.2	0.1	32	1
はまぐり	**6.1**	35	0.6	1.8	130	(0)
ぶり	**21.4**	222	17.6	0.3	5	8
マグロ赤身	**26.4**	115	1.4	0.1	5	5
マグロトロ	**20.1**	308	27.5	0.1	7	18.0
めかじき	**19.2**	139	7.6	0.1	3	8.8

海藻

食材名	タンパク質(g)	エネルギー(kcal)	脂質(g)	糖質(g)	カルシウム(mg)	ビタミンD(μg)
あおのり(素干し)	**29.4**	249	5.2	5.8	750	(0)
焼きのり	**41.4**	297	3.7	8.3	280	(0)
刻みこんぶ	**5.4**	119	0.5	6.9	940	(0)
塩こんぶ	**16.9**	193	0.4	23.9	280	(0)
もずく(塩抜き)	**0.2**	4	0.1	0	22	(0)
わかめ(生)	**1.9**	24	0.2	2	100	(0)

魚介加工品

食材名	タンパク質(g)	エネルギー(kcal)	脂質(g)	糖質(g)	カルシウム(mg)	ビタミンD(μg)
あさり水煮(缶詰)	**20.3**	102	2.2	1.9	110	(0)
いくら	**32.6**	252	15.6	0.2	94	44.0
いわし油漬け(缶詰)	**20.3**	351	30.7	0.3	350	7
うなぎ(かば焼き)	**23.0**	285	21.0	3.1	150	19.0
ずわいがに	**13.9**	59	0.4	0.1	90	(0)
かに風味かまぼこ	**12.1**	89	0.5	9.2	120	1
かまぼこ	**12.0**	93	0.9	9.7	25	2
桜えび(干し)	**64.9**	278	4.0	0.1	2000	(0)
鮭水煮(缶詰)	**21.2**	156	8.5	0.1	190	8
さつま揚げ	**12.5**	135	3.7	13.9	60	1
さば水煮(缶詰)	**20.9**	174	10.7	0.2	260	11.0
さんま味つけ(缶詰)	**18.9**	259	18.9	5.6	280	13.0
しらす干し	**24.5**	113	2.1	0.1	280	12.0
たらこ	**24.0**	131	4.7	0.4	24	1.7
ちくわ	**12.2**	119	2.0	13.5	15	1
マグロ水煮(缶詰)	**16.0**	70	0.7	0.2	5	3
するめ	**69.2**	304	4.3	0.4	43	(0)
魚肉ソーセージ	**11.5**	158	7.2	12.6	100	0.9

卵

食材名	タンパク質(g)	エネルギー(kcal)	脂質(g)	糖質(g)	カルシウム(mg)	ビタミンD(μg)
卵(生)	**12.2**	142	10.2	0.4	46	3.8
卵(ゆで)	**12.5**	134	10.4	0.3	47	2.5
うずら卵(生)	**12.6**	157	13.1	0.3	60	2.5

いも

食材名	タンパク質(g)	エネルギー(kcal)	脂質(g)	糖質(g)	カルシウム(mg)	ビタミンD(μg)
さつまいも	**0.9**	127	0.5	30.3	40	(0)
さといも	**1.5**	53	0.1	10.8	10	(0)
じゃがいも	**1.8**	51	0.1	6.1	4	(0)
はるさめ(乾)	**0.2**	344	0.4	83.4	20	(0)
こんにゃく	**0.1**	8	0.1	0.3	68	(0)
しらたき	**0.2**	7	Tr	0.1	75	(0)

乳製品

食材名	タンパク質(g)	エネルギー(kcal)	脂質(g)	糖質(g)	カルシウム(mg)	ビタミンD(μg)
牛乳	**3.3**	61	3.8	4.8	110	0.3
加工乳(濃厚)	**3.4**	70	4.2	5.3	110	Tr
加工乳(低脂肪)	**3.8**	42	1.0	5.5	130	Tr
生クリーム(乳脂肪)	**1.9**	404	43.0	6.5	49	0.3
生クリーム(植物性脂肪)	**1.3**	353	39.5	3.3	50	0.1
ヨーグルト(全脂肪無糖)	**3.6**	56	3.0	4.9	120	0
飲むヨーグルト	**2.9**	64	0.5	12.2	110	Tr
カマンベールチーズ	**19.1**	291	24.7	0.9	460	0.2
クリームチーズ	**8.2**	313	33.0	2.3	70	0.2
ゴーダチーズ	**25.8**	356	29.0	1.4	680	0
チェダーチーズ	**25.7**	390	33.8	1.4	740	0
パルメザンチーズ	**44.0**	445	30.8	1.9	1300	0.2
モッツアレラチーズ	**18.4**	269	19.9	4.2	330	0.2
有塩バター	**0.6**	700	81.0	0.2	15	0.6
無塩バター	**0.5**	720	83.0	0.2	14	0.7
マーガリン(有塩)	**0.4**	715	83.1	0.5	14	11.0

大豆製品

食材名	タンパク質(g)	エネルギー(kcal)	脂質(g)	糖質(g)	カルシウム(mg)	ビタミンD(μg)
木綿豆腐	**7.0**	73	4.9	0.4	93	(0)
絹ごし豆腐	**5.3**	56	3.5	1.1	75	(0)
がんもどき	**15.3**	223	17.8	0.2	270	(0)
豆乳	**3.6**	44	2.0	2.9	15	(0)
豆乳(調整)	**3.2**	63	3.6	4.5	31	(0)

きのこ

食材名	タンパク質(g)	エネルギー(kcal)	脂質(g)	糖質(g)	カルシウム(mg)	ビタミンD(μg)
えのきたけ	**2.7**	34	0.2	3.7	Tr	0.9
しいたけ	**3.1**	25	0.3	1.5	1	0.3
ぶなしめじ	**2.7**	22	0.5	1.3	1	0.5
なめこ	**1.8**	21	0.2	2	4	0
エリンギ	**2.8**	31	0.4	2.6	Tr	1.2
まいたけ	**2.0**	22	0.5	0.9	Tr	4.9
マッシュルーム	**2.9**	15	0.3	0.1	3	0.3

豆

食材名	タンパク質(g)	エネルギー(kcal)	脂質(g)	糖質(g)	カルシウム(mg)	ビタミンD(μg)
小豆(全粒・乾)	**20.8**	304	2.0	34.8	70	(0)
小豆(こしあん)	**9.8**	147	0.6	20.3	73	(0)
小豆(つぶしあん)	**5.6**	239	0.6	48.3	19	(0)
大豆(全粒・乾)	**33.5**	354	19.3	10	160	0
きなこ	**37.0**	424	22.8	12.4	160	(0)
アーモンド(乾)	**19.6**	609	51.8	10.8	250	(0)
カシューナッツ(フライ・味つけ)	**19.8**	591	47.6	20	38	(0)
くるみ(炒り)	**14.6**	713	68.8	4.2	85	(0)
ごま(炒り)	**20.3**	605	54.2	5.9	1200	(0)
ピスタチオ(炒り・味つけ)	**17.4**	617	56.1	11.7	120	(0)
ヘーゼルナッツ(フライ・味つけ)	**13.6**	701	69.3	6.5	130	(0)
マカダミアナッツ(炒り・味つけ)	**8.3**	751	76.7	6	47	(0)
らっかせい(炒り)	**25.0**	613	49.6	9.9	50	(0)

果物

食材名	タンパク質(g)	エネルギー(kcal)	脂質(g)	糖質(g)	カルシウム(mg)	ビタミンD(μg)
アボカド	**2.1**	178	17.5	2.3	8	(0)
いちご	**0.9**	31	0.1	7.1	17	(0)
梅干し(塩漬)	**0.9**	29	0.7	5.3	33	0
みかん	**0.7**	49	0.1	11	21	(0)
オレンジ	**1.0**	42	0.1	9	21	(0)
グレープフルーツ	**0.9**	40	0.1	9	15	(0)
キウイフルーツ	**1.0**	51	0.2	10.8	26	(0)
さくらんぼ	**1.0**	64	0.2	14	13	(0)
すいか	**0.6**	41	0.1	9.2	4	(0)
なし	**0.3**	38	0.1	10.4	2	(0)
バナナ	**1.1**	93	0.2	21.4	6	(0)
ぶどう	**0.4**	58	0.1	15.2	6	(0)
もも	**0.6**	38	0.1	8.9	4	(0)
りんご	**0.2**	56	0.3	14.3	4	(0)

野菜

食材名	タンパク質(g)	エネルギー(kcal)	脂質(g)	糖質(g)	カルシウム(mg)	ビタミンD(μg)
アスパラガス	**2.6**	21	0.2	2.1	19	(0)
えだまめ(ゆで)	**11.5**	118	6.1	4.3	76	(0)
オクラ	**2.1**	26	0.2	1.6	92	(0)
かぶ	**0.7**	18	0.1	3.1	24	(0)
日本かぼちゃ	**1.6**	41	0.1	8.1	20	(0)
キャベツ	**1.3**	21	0.2	3.4	43	(0)
こまつな	**1.5**	13	0.2	0.5	170	(0)
だいこん	**0.5**	15	0.1	2.7	24	(0)
玉ねぎ	**1.0**	33	0.1	6.9	17	0
トマト	**0.7**	20	0.1	3.7	7	(0)
なす	**1.1**	18	0.1	2.9	18	(0)
にんじん	**0.7**	35	0.2	6.5	28	(0)
はくさい	**0.8**	13	0.1	1.9	43	(0)
ブロッコリー	**5.4**	37	0.6	1.5	50	0
ほうれんそう	**2.2**	18	0.4	0.3	49	(0)
れんこん	**1.9**	66	0.1	13.5	20	(0)

調味料

食材名	タンパク質(g)	エネルギー(kcal)	脂質(g)	糖質(g)	カルシウム(mg)	ビタミンD(μg)
ウスターソース	**1.0**	122	0.1	26.6	59	(0)
中濃ソース	**0.8**	132	0.1	29.9	61	(0)
濃厚ソース	**0.9**	133	0.1	29.9	61	(0)
こいくちしょうゆ	**7.7**	77	0	7.9	29	(0)
うすくちしょうゆ	**5.7**	60	0	5.8	24	(0)
ごまドレッシング	**(2.7)**	401	(38.3)	(14.2)	(86)	(0.1)
和風ドレッシング	**(1.9)**	181	(14.5)	9.1	(7)	-
フレンチドレッシング	**(Tr)**	331	(31.5)	(12.4)	(1)	0
甘みそ	**9.7**	206	3.0	32.3	80	(0)
カレールウ	**6.5**	474	34.1	38.3	90	(0)
めんつゆ(三倍濃縮)	**4.5**	98	0	20.0	16	(0)
トマトケチャップ	**1.6**	106	0.2	25.9	16	0

100gに含まれる

食品の栄養量表

よく食べる食品や料理にどのくらいのタンパク質量があるのか確認してみましょう。

主食

食材名	タンパク質(g)	エネルギー(kcal)	脂質(g)	糖質(g)	カルシウム(mg)	ビタミンD(μg)
白米(うるち米)	**2.5**	156	0.3	35.6	3	(0)
玄米	**2.8**	152	1.0	34.2	7	(0)
発芽玄米	**3.0**	161	1.4	33.2	6	(0)
おにぎり	**2.7**	170	0.3	39	3	(0)
そば	**4.8**	130	1.0	23.1	9	(0)
食パン	**8.9**	248	4.1	42.2	22	0
フランスパン	**9.4**	289	1.3	54.8	16	(0)
あんパン(こしあん)	**(6.8)**	253	(3.6)	(51)	(31)	(0.2)
カレーパン	**(6.6)**	302	(18.3)	(30.7)	(24)	0
クリームパン	**(7.9)**	286	(7.4)	(47)	(56)	(1.1)
うどん	**2.6**	95	0.4	20.3	6	(0)
そうめん	**3.5**	114	0.4	24.9	6	(0)
中華めん	**4.9**	133	0.6	26.4	20	(0)
スパゲッティ	**5.8**	150	0.9	29.2	8	(0)

おかず

食材名	タンパク質(g)	エネルギー(kcal)	脂質(g)	糖質(g)	カルシウム(mg)	ビタミンD(μg)
肉じゃが	**(4.3)**	78	(1.3)	(11.7)	(13)	0
きんぴらごぼう	**(1.4)**	84	(4.5)	(8.1)	(36)	0
チキンカレー	**(5.6)**	131	(8.8)	(7.2)	(20)	(Tr)
ビーフカレー	**(2.4)**	119	(9.0)	(7.2)	(20)	0
コロッケ	**(5.3)**	226	(12.6)	(23.2)	(15)	(0.1)
フライドポテト	**2.7**	153	5.6	21.1	6	(0)
ビーフシチュー	**(4.1)**	153	(12.6)	(6.4)	(11)	(0.1)
合いびきハンバーグ	**(13.4)**	197	(12.2)	(8.9)	(29)	(0.2)
えびフライ	**(15.9)**	236	(11.6)	(19.5)	(69)	(0.2)
メンチカツ	**(10.7)**	273	(18.7)	(17)	(24)	(0.1)
えびピラフ	**(3.3)**	146	(2.3)	(28.6)	(11)	(0.1)
ぎょうざ	**(6.9)**	209	(11.3)	(20.8)	(22)	(0.1)
しゅうまい	**(9.1)**	191	(9.2)	(17.8)	(26)	(0.1)
酢豚	**(4.6)**	77	(3.3)	(6.8)	(9)	(0.1)
麻婆豆腐	**(7.8)**	104	(6.8)	(3.1)	(64)	(0.1)

お菓子

食材名	タンパク質(g)	エネルギー(kcal)	脂質(g)	糖質(g)	カルシウム(mg)	ビタミンD(μg)
カステラ	(7.1)	312	(5.0)	(61.3)	(27)	(2.3)
くし団子(こしあん)	(3.8)	198	(0.4)	(44.2)	(13)	0
大福もち(こしあん)	(4.6)	233	(0.5)	(51.4)	(18)	0
練りようかん	(3.6)	289	(0.2)	(66.8)	(33)	0
かりんとう	(7.5)	420	(11.6)	(75.1)	(66)	(Tr)
揚げせんべい	(5.6)	458	(17.4)	(70.8)	(5)	0
シュークリーム	(6.0)	223	(11.4)	(25.2)	(65)	(2)
いちごのショートケーキ	(6.9)	314	(14.7)	(41.8)	(5)	(1.3)
ベイクドチーズケーキ	(8.5)	299	(21.2)	(23.1)	(54)	(1.2)
ホットケーキ	(7.7)	253	(5.4)	(44.2)	(110)	(0.7)
カスタードプリン	(5.7)	116	(5.5)	(14)	(81)	(1.4)
ポテトチップス	4.7	541	35.2	50.5	17	-
キャラメル	(4.0)	426	(11.7)	(77.9)	(190)	(3)
ミルクチョコレート	6.9	551	34.1	51.9	240	1

飲み物

食材名	タンパク質(g)	エネルギー(kcal)	脂質(g)	糖質(g)	カルシウム(mg)	ビタミンD(μg)
ビール	0.3	39	0	3.1	3	0
ワイン(赤)	0.2	68	Tr	1.5	7	(0)
焼酎(単式)	0	144	0	0	-	(0)
ウイスキー	0	234	0	0	0	(0)
茶(玉露)	29.1	241	4.1	0	390	(0)
紅茶	20.3	234	2.5	13.6	470	(0)
インスタントコーヒー	14.7	287	0.3	56.5	140	(0)
コーラ	0.1	46	Tr	11.4	2	(0)

※「日本食品標準成分表2020年版(八訂)」をもとに算出しています。
※糖質量は炭水化物の量から食物繊維総量を引いて算出しています。
※「Tr」は、微量、「-」は未測定、「(0)」は推定値を示しています。

タンパク質 強化食品カタログ

「毎日の食事から1日に必要なタンパク質を摂取するのが難しい」という人は、
高タンパク質食品を取り入れることをおすすめします。手軽にタンパク質を摂取できるだけでなく、
おやつ感覚でおいしく小腹を満たすことができる優れものです。
今回、5つのおすすめ商品を紹介しますので、ぜひ試してみてください。

Isey SKYR（イーセイスキル）

高タンパク＆脂肪0の乳製品！

Isey SKYRは、これ1つで13.8gものタンパク質を摂ることができる優れもの。これは一般的なヨーグルトの2～3倍のタンパク質量です。そのままでもおいしくいただけますが、スムージーやお菓子づくり、料理に使っても◎。

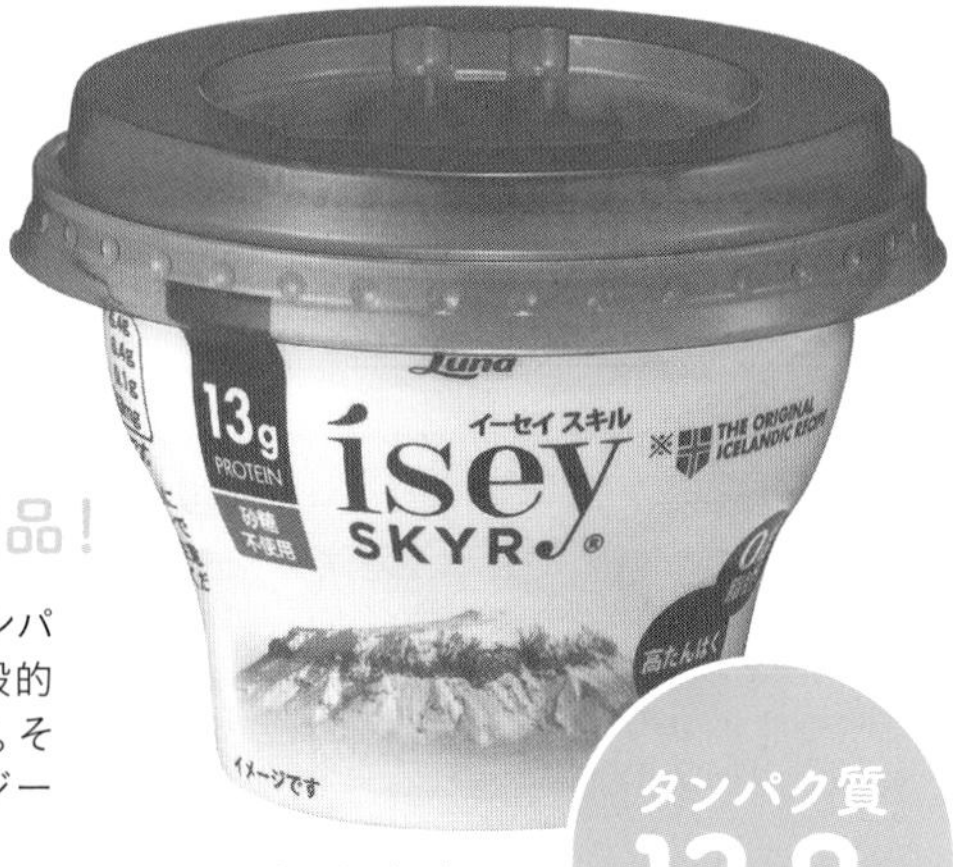

IseySKYR／日本ルナ

タンパク質 13.8g

プロテインバー

いつでもどこでも手軽にタンパク質補給が！

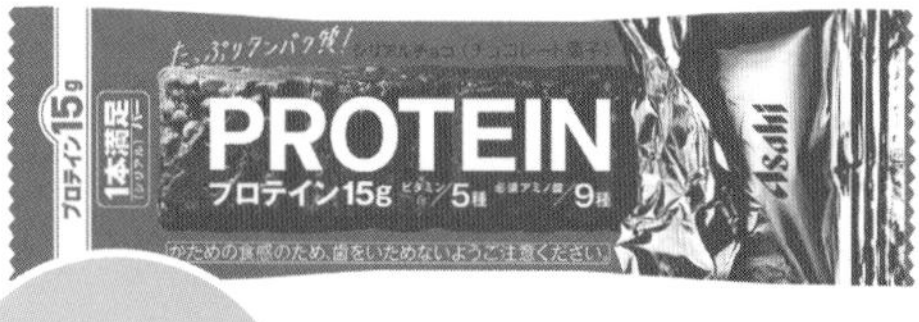

1本満足バー プロテインチョコ／アサヒグループ食品

タンパク質 15g

シリアルタイプのプロテイン強化食品。チョコやヨーグルト、ストロベリー、バナナなどさまざまな味があり、お菓子感覚で食べることができます。タンパク質以外にも、ビタミンB群も含まれており手軽に栄養補給が可能です。

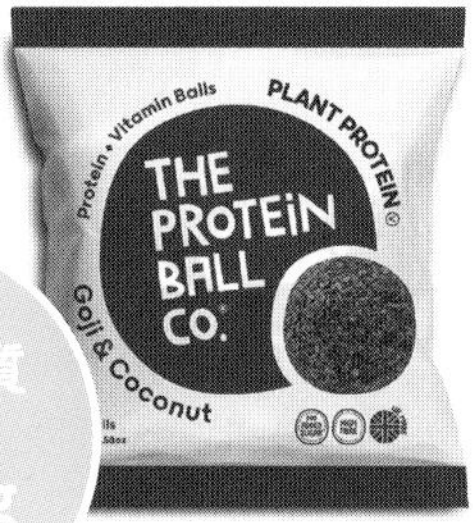

タンパク質
7.5g

ヴィーガンプロテイン＋
ビタミンボール（ココナッツ）／
エディフィック

プロテインボール

2種類のプロテインが摂れる！

タンパク質と食物繊維が多く含まれているスナック。女性にうれしい植物性プロテイン３種とホエイプロテイン２種が摂れます。もっちり濃厚な干し芋のような食感で、小さいですが、食べ応え抜群です。

スリムシークレット
ラブバイツ

タンパク質
7.3g

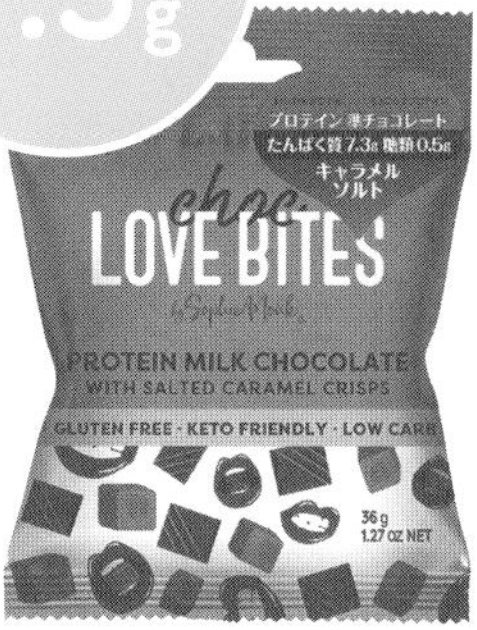

プロテインと食物繊維の入った
ひと口サイズのチョコレート！

タンパク質も食物繊維もしっかり入ったチョコレート。おいしいのに罪悪感を持たずに摂ることができる、ギルトフリーなお菓子です。味は、キャラメルソルト、アーモンドクラッシュ、ダークカカオミントの３種類があります。

スリムシークレット ラブバイツ
（キャラメルソルト）／イート・ラボ

タンパク質
10g

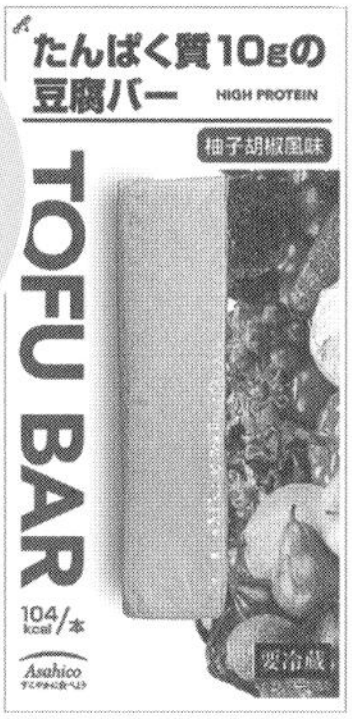

たんぱく質10gの
豆腐バー（柚子胡
椒風味）／製造：
アサヒコ・販売店：
セブンイレブン

豆腐バー

大豆性タンパク質が
これ１本で摂れる！

豆腐をバータイプで食べられる商品。もっちりとした弾力のある食感で、柚子胡椒のさわやかな風味が特徴です。

！ これ以外にも、あたりめや煎り大豆なども
タンパク質補給のおやつにおすすめです。

おわりに

本書を最後まで読んでいただきありがとうございます。

タンパク質は年齢や性別に関係なく、健康的な日常生活を送るために必須な栄養素です。本書ではみなさんにタンパク質をより身近に感じていただくために、タンパク質の構造や機能を紹介し、タンパク質と筋肉の関係や、食事としていかに効率的にタンパク質を摂取するかについて、代謝的な観点から、科学的なエビデンスに基づいた情報をご紹介してきました。

私はこれまで「筋肉をいかに効率的に肥大させるか」に興味を持って、運動とタンパク質摂取の組み合わせについて研究をしてきました。筋肉の量を維持・増加させることは、アスリートのスポーツパフォーマンス向上のみならず、高齢者の介護予防の観点からも重要です。

研究を通じて、私はタンパク質が筋肉だけでなく、代謝や脳機能の調節など、我々の身体的・精神的な健康を守ってくれる大事な栄養素であることを知りました。今後は、個々人の体調や生活習慣に合わせて、よりオーダーメイド化された食事やサプリメントが開発されると思いますが、そういった食の未来において、タンパク質の重要性はより一層高まると確信しています。

この本を読んだ多くの方が、タンパク質とうまくつき合いながら、より健康的な日常生活を送っていただけるとうれしいです。

立命館大学スポーツ健康科学部教授
藤田 聡

[監修]
藤田 聡（ふじた さとし）

立命館大学スポーツ健康科学部教授。1970年生まれ。1993年、ノースカロライナ州ファイファー大学スポーツ医学・マネジメント学部卒業。2002年、南カリフォルニア大学大学院博士課程修了。博士（運動生理学）。2006年にテキサス大学医学部内科講師、2007年に東京大学大学院新領域創成科学研究科特任助教を経て、2009年に立命館大学に着任。運動生理学を専門とし、老化とともに起こる筋量と筋機能の低下（サルコペニア）に焦点をあてた骨格筋タンパク質代謝についての研究を行っている。運動と栄養摂取によるタンパク質代謝を若年者と高齢者で比較し、筋タンパク合成と分解のメカニズムを分子レベルで解明する研究を進めている。主な監修本に『眠れなくなるほど面白い 図解 たんぱく質の話』（日本文芸社）、『筋肉がつく！ やせる！ タンパク質データBOOK』（朝日新聞出版）、『1日2トレ！ 美肌をつくる筋トレ』（新星出版社）など多数。

[レシピ監修]
北嶋 佳奈（きたじま かな）

管理栄養士・フードコーディネーター。1987年生まれ。昭和女子大学生活科学部生活科学科管理栄養士専攻卒業。大学在学中から、カフェキッチンスタッフ、フードコーディネーターアシスタントを経て、美容・ダイエット系レシピ開発や栄養系コラムの執筆、飲食店メニューの提供などで活躍中。オンラインでの個人向け食事サポートサービスも展開中。主な著書に『デパ地下みたいなごちそうサラダ ベストレシピ 決定版』（宝島社）など多数。

[STAFF]
装丁・本文デザイン　松田剛、前田師秀（東京100ミリバールスタジオ）
執筆協力　小川裕子
編集・構成　志田良子（ヴュー企画）
スタイリスト　古瀬絵美子
レシピ・調理アシスタント／栄養価計算　飯塚陽子、常木綾子、高木麻実子
イラスト　うてのての
撮影　井手勇貴
企画・編集　小中知美（学研プラス）

カラダに効く！ タンパク質まるわかりブック

2021 年 7 月 20 日　第1刷発行
2022 年 2 月 17 日　第3刷発行

監　修　藤田聡
発行人　中村公則
編集人　滝口勝弘
発行所　株式会社　学研プラス
〒141-8415　東京都品川区西五反田2-11-8
印刷所　大日本印刷株式会社

●この本に関する各種お問い合わせ先
本の内容については、下記サイトのお問い合わせフォームよりお願いします。
https://gakken-plus.co.jp/contact/
在庫については　Tel 03-6431- 1250（販売部）
不良品（落丁、乱丁）については　Tel 0570-000577
学研業務センター　〒354-0045 埼玉県入間郡三芳町上富279-1
上記以外のお問い合わせはTel 0570-056-710(学研グループ総合案内)